ドクター夏井の
熱傷治療裏マニュアル

～すぐに役立つ Hints & Tips～

練馬光が丘病院　傷の治療センター
夏井 睦

三輪書店

… 目 次

第1章 はじめに 1

第2章 創傷治癒の基礎, 湿潤治療 7

1 熱傷とは何か……………………………………………8
2 創傷治癒の基礎知識……………………………………10
3 創感染のメカニズム……………………………………16
4 消毒薬の薬理学…………………………………………30
5 外用剤は不要……………………………………………36

第3章 局所治療法 45

1 治療材料…………………………………………………46
2 局所治療法………………………………………………56

第4章 治療症例 63

1 顔面・頭部熱傷…………………………………………64
2 上肢熱傷…………………………………………………77
3 下肢熱傷…………………………………………………116
4 体幹熱傷・広範囲熱傷…………………………………151
5 低温熱傷…………………………………………………170

目 次

第5章 治療上のTips　179

1 創感染の予防，感染創の治療 ……………………………………… 180
2 抗生剤の使い方 ……………………………………………………… 184
3 複数指熱傷のドレッシング ………………………………………… 185
4 乳児手掌熱傷における瘢痕拘縮予防 ……………………………… 186
5 下腿・足背熱傷の注意点 …………………………………………… 188
6 デブリードマンのコツ ……………………………………………… 189

第6章 従来の熱傷治療の問題点　191

1 II度熱傷とIII度熱傷の鑑別は2週間で行えるのか ………………… 192
2 植皮をしないと治らないと診断された症例の分析 ……………… 197
3 移植皮膚は時間が経てばきれいになるのか ……………………… 200
4 患部の安静が運動障害をもたらす ………………………………… 203
5 治療期間短縮を治療目的にすべきか ……………………………… 205
6 熱傷瘢痕癌は発生するか …………………………………………… 207
7 疼痛対策 ……………………………………………………………… 209
8 SIRSと湿潤療法 …………………………………………………… 214
9 補液は必要か ………………………………………………………… 217
10 便汚染で創感染は起こるのか ……………………………………… 219
11 シンプルな熱傷治療は歴史の必然である ………………………… 222

第1章

はじめに

第1章 はじめに

はじめに

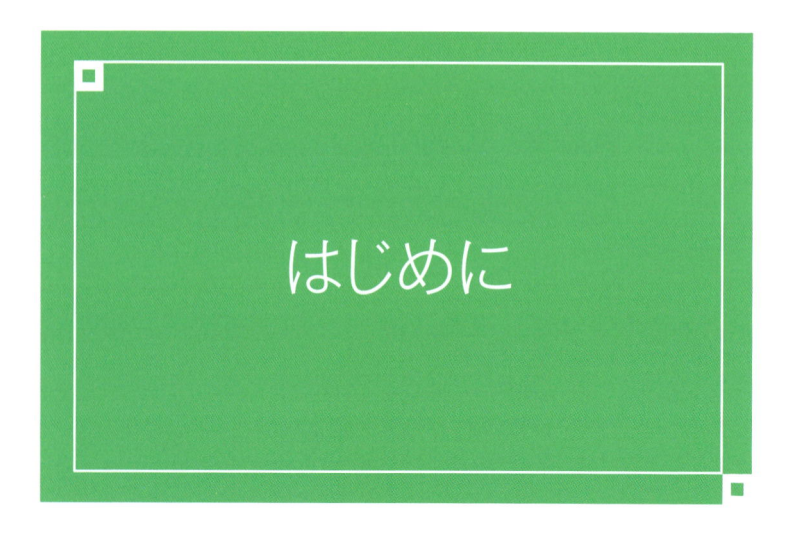

　まず，本書を象徴する症例を呈示する。症例は78歳の男性で，昼頃，自宅でゴミを焼いていて衣服に引火して受傷。夕方，帰宅した家人が異常に気づいて近所の整形外科医院に連れていき，補液は行わずに創部のガーゼ保護のみを行って帰宅し，翌日，当科を受診した。初診時，左上腕，前腕，手掌と手背の全て，左背部から側胸部，左大腿の外側と後面，左下腿全周性の熱傷で，創面の大部分を羊皮紙様の硬い壊死した皮膚が覆っていた（図1〜4）。burn index（BI）は30，予後を予測するうえで最も信頼できる指標とされるPBI（BI＋年齢）は108であった。一般的にPBIが100台で死亡率は60％，110台では80％であり，予後不良と思われた。

　さて，あなたの外来をこの患者が受診したらどうするだろうか。まず点滴のルートを確保し，体重と受傷面積の数値をParkland（Baxter）の公式に入れて補液量を算出して直ちに大量補液を開始するはずだ（この患者の場合，体重70kgなので最初の8時間で4,200㎖が必要となる）。同時に創感染を防ぐために創

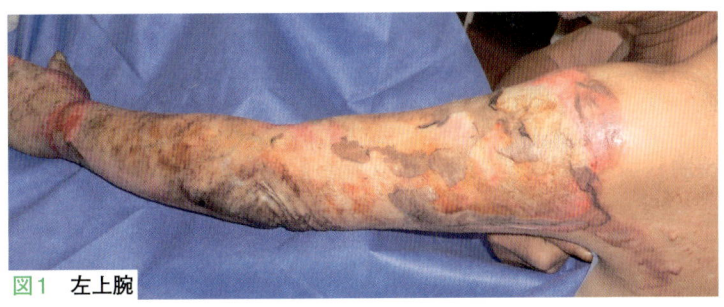

はじめに

図1 左上腕

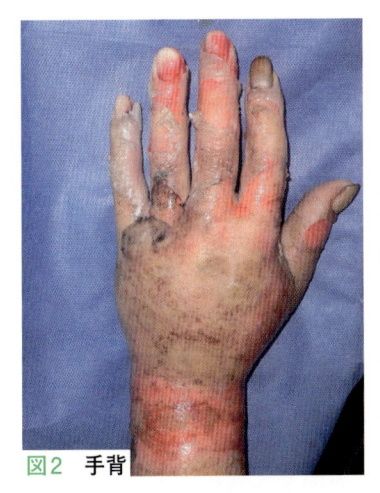

図2 手背

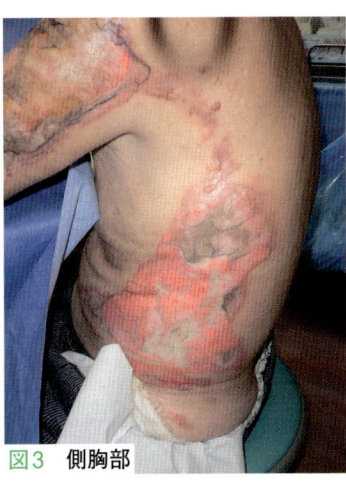

図3 側胸部

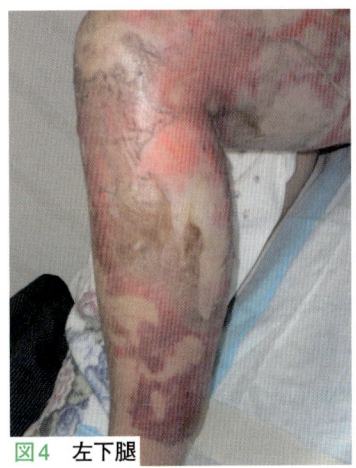

図4 左下腿

第1章 はじめに

面を消毒してゲーベン®クリームを塗布した滅菌ガーゼで覆い，ICUに収容してスタッフにガウンテクニックと無菌操作を厳密に行うように命じるはずだ。そして早期のデブリードマンと皮膚移植を行うために手術の手配をしつつ，患者の家族には重症熱傷であり救命できない可能性が高いと説明するだろう。常識ある熱傷専門医なら恐らくこのように行動するはずだ。

　この患者がその後，どのような経過をたどったかは本書の後半で明らかにするが，実は，外科的デブリードマンもせず，皮膚移植も行わず，Parkland（Baxter）の公式を無視した少量の補液しか行わず，ICUではなく大部屋に入れ，ガウンテクニックも無菌操作もせず，消毒薬もゲーベン®も一切使わない治療しかしなかったのだ。それなのに，創感染も敗血症も起こすことなく，半年後に自宅へ元気に帰すことができた。熱傷治療の常識をすべて無視する治療をしたのに，この重症熱傷患者が敗血症を起こさず死亡することもなかったのはなぜだろうか。

　しかも，この症例は特異な例外的一例ではない。全国各地の大学病院や熱傷センターで「Ⅲ度熱傷で皮膚移植をしないと治らない」との診断を受けた多数の患者が，筆者と同じ治療を行っているクリニックを訪れて治療を受け，その全例が保存的治療で皮膚移植もせずに完治し，特別な感染対策をまったくとっていないのに創感染はほとんど発生していないのだ。しかも，治療をした医師は熱傷治療の経験がまったくない内科医や小児科医なのである。

　考えてみるとこれはかなり異常な事態である。大学病院や熱傷センターで熱傷治療専門医が治療すると皮膚移植が必要になったり感染症により死亡したりするのに，熱傷治療の知識がまったくない医師が治療をすると皮膚移植せずに治癒し感染症も

起きないのだ。要するに，専門医が治せない熱傷を素人が治しているようなものである。

　この異常事態をどう解釈したらいいのだろうか。可能性は1つしかない。標準的治療が根本から間違っているのだ。間違った治療法だから患者の状態が悪化し，感染症を起こして患者が亡くなったのだ。標準的治療よりはるかに成績のよい治療が存在するという事実は，これ以外では説明できないのである。

　標準的熱傷治療が根本から間違っているとすれば，まったく新しい熱傷治療の理論が必要になる。それは当然，過去に蓄積された「熱傷治療の常識」に依らないものでなければいけない。では，何を拠り所に治療法を構築したらいいのだろうか。

　この命題に対する回答に興味がある人は本書を読んでほしい。現時点で考えられ得る限り最も論理的かつ科学的・体系的な熱傷治療を提示したつもりである。そして，本書で提案する治療を凌ぐ熱傷治療があるとすれば，それは現時点では知られていない生物学，化学，物理学の新たな知見が発見された時であると断言する。

第2章

創傷治癒の基礎, 湿潤治療

1 熱傷とは何か

◼️― 熱傷とは何か

　熱傷とは熱という物理的エネルギーによる皮膚・皮下組織の損傷である。したがって，熱源物質（熱湯や火炎など）の温度と皮膚と熱源物質の接触時間により損傷の深さが決まり，温度が低く接触時間が短いほど損傷は軽く，温度が高く接触時間が長いほど損傷は深くなる。ちなみに，温度が低く接触時間が長い場合が低温熱傷である。

　いずれにせよ，熱源との接触により皮膚は損傷を受け，損傷が軽い場合には皮膚表層にとどまり，次第に皮膚中層，皮膚深層，そして皮下組織に損傷が及ぶようになる。損傷深度によりⅠ度熱傷（表皮表層のみ損傷されている），Ⅱ度熱傷（損傷が表皮中層〜真皮下層に及び，表皮内水疱・表皮下水疱を伴う），Ⅲ度熱傷（皮下組織まで損傷される）に分類されている。

■— 熱傷創治療の目的は何か

　熱傷の治療とは，熱エネルギーによって皮膚を失った部位（＝熱傷潰瘍）を再び皮膚で覆い，熱傷潰瘍を消滅させることである。従来の熱傷治療の常識では，その手段は自家皮膚移植，つまり体の他の部位（＝非損傷部位）から正常な皮膚を採取し，その皮膚を損傷部に移植することで皮膚を再生することであった。つまり，いかにして皮膚移植を行うか，いかにして皮膚移植まで状態を安定させるかが治療の主な目的であった。

　しかし本書では，皮膚移植によらない熱傷治療を提唱する。後述するようにあらゆる熱傷創は皮膚移植をしなくても自然に皮膚が再生するからだ。なぜ皮膚移植をしなくても皮膚が再生するのか。それは，もともと皮膚は再生能力をもっていて，その再生能力がうまく働くような環境を整えてやるだけで熱傷創は簡単に治癒するからだ。つまり，人間を含めあらゆる動物の体は損傷を治す能力，すなわち創傷治癒能力をもっているのである。そして，創傷治癒過程が理解できれば熱傷の治療は論理的演繹思考により導き出せるのだ。要するに，皮膚移植は皮膚再生の一手段に過ぎず，皮膚移植をすることが治療の目的ではないのである。つまり従来の熱傷治療学は目的と手段を取り違えていたと言える。

　そして，理論的に正しい熱傷創の治療（＝局所治療）をするだけで患者の全身状態は安定し，全身管理も非常に簡略化でき，通常の場合，20％程度の熱傷でも補液などによる全身管理は不要になる。

2 創傷治癒の基礎知識

■ 皮膚損傷の治癒過程

　皮膚損傷部位の治癒過程は図1に示すように2つしかパターンがない。毛孔や汗管などの皮膚付属器官が創面に残っているか残っていないかである。皮膚付属器官が残っていればそこから表皮細胞が遊走・分裂増殖して皮膚が再生し，残っていない場合は最初に肉芽組織が創面を覆い，その後，創周囲皮膚の表皮細胞が肉芽表面に遊走・増殖することで皮膚が再生する。

　なぜ，皮膚の傷の治り方に2つのパターンがあるかというと，理由は皮膚の構造による（図2）。図に示すように皮膚は表皮と真皮からなるが，発生学的に表皮は外胚葉由来，真皮は中胚葉由来の組織である。ここで重要なのは，皮膚付属器官（毛孔や汗管）が表皮だけでなく真皮最下層まで入り込んでいることである。毛孔や汗管の表面は皮膚と同等の構造をしていて表皮細胞が存在しているからだ。この皮膚付属器が表皮細胞の供給源となる。

2 創傷治癒の基礎知識

図1 皮膚損傷の治癒過程

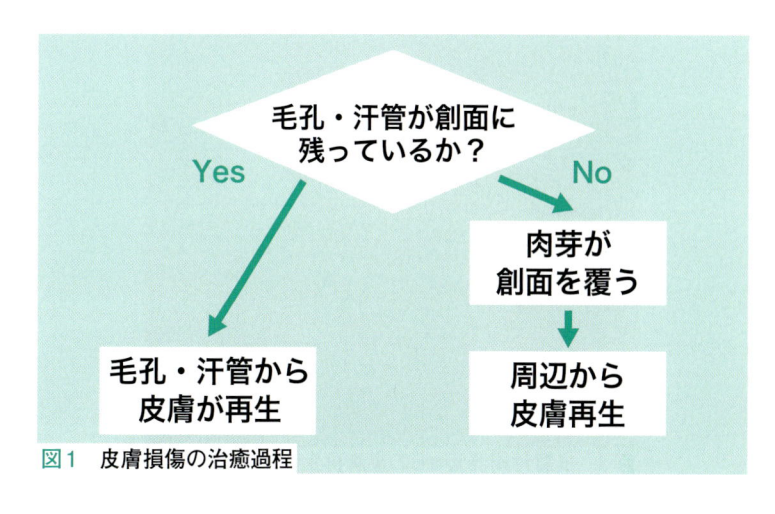

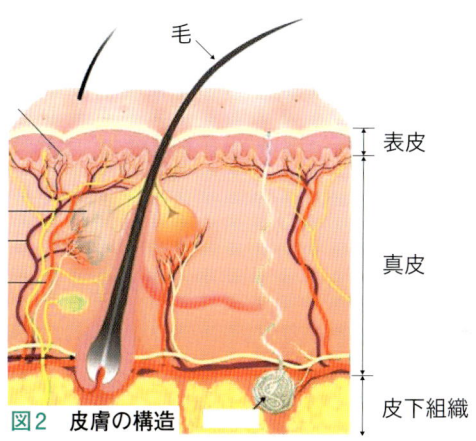

毛孔・汗管が創面に残っているか？
- Yes → 毛孔・汗管から皮膚が再生
- No → 肉芽が創面を覆う → 周辺から皮膚再生

図2 皮膚の構造

毛／表皮／真皮／皮下組織

　表皮が損傷を受けると創面には皮膚付属器官が露出することになる。そして，後述する「細胞成長因子」というサイトカインの作用により，皮膚付属器官の表皮細胞がその周囲に遊走して分裂し，表皮細胞の増殖により皮膚は再生するわけである。これがⅡ度熱傷の治癒過程である。皮膚付属器官から皮膚が再生している様子の写真を示すが，白っぽい点はすべて毛孔から

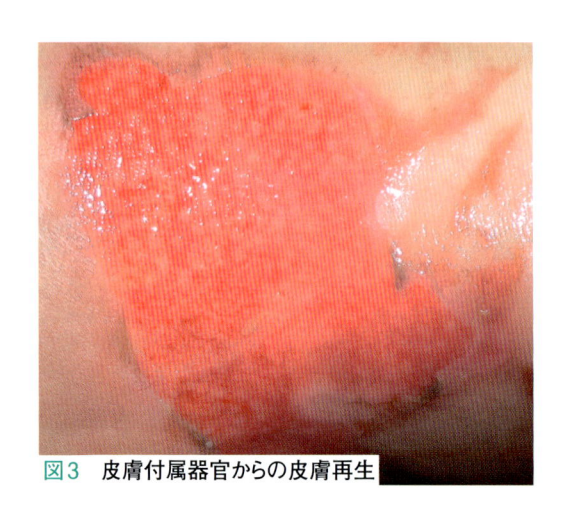

図3 皮膚付属器官からの皮膚再生

再生しつつある皮膚である（図3）。

　一方，皮膚全層（表皮＋真皮）がすべて失われたⅢ度熱傷では，表皮再生の拠点となる皮膚付属器官も失われているため，Ⅱ度熱傷のような再生機序は起こらない。この場合は，創面に露出している組織から肉芽が形成され（組織学的には肉芽は線維芽細胞，毛細血管，膠原線維などの複合体である），それを足場にして創周囲の皮膚の表皮細胞が肉芽表面に増殖していき，やがて肉芽面は再生皮膚で覆い尽くされる。これがⅢ度熱傷の治癒過程である。

　ちなみに，最新の熱傷治療の教科書や論文にも「Ⅲ度熱傷は自然治癒しない」と明記されているが[1]，これは完全に誤りである。

■ 創面からは何が分泌されているのか

　皮膚損傷創，熱傷創の治癒とは，皮膚付属器官や創周囲の皮

膚の表皮細胞の分裂・増殖による皮膚再生である。すなわち，細胞培養と原理は同じである。皮膚という組織が失われてしまったため，皮膚付属器官などに残っている表皮細胞を培養し，皮膚組織を再生するからだ。

細胞培養であれば培地と培養液の両方が必要となる。培地はⅡ度熱傷であれば創面（＝真皮），Ⅲ度熱傷であれば肉芽面であるが，培養液に相当するものは何だろうか。それは創面から分泌される浸出液（一般的な言い方でいえば「傷のジュクジュク」）である。

擦過創にしても熱傷創にしても創面からは常に液体が分泌されているが，この分泌液についての研究が1950年代後半から始まり，それが一群のサイトカインであることが判明し，それらは細胞成長因子（growth factor）と名づけられた。そして，この細胞成長因子はマクロファージ，血小板，線維芽細胞，血管内皮細胞など創面に存在するあらゆる細胞が放出し，他の細胞の分裂を促進したり，血管新生や膠原線維生成を促すなどのさまざまな機能を有していることがわかってきた。要するに，創面から分泌されている「ジュクジュク」は細胞分裂を促進する組織培養液だったのだ。

人体は最初から，傷を治すための能力を有していたわけである。この基本的能力を最大限に発揮させて熱傷創を早く治す治療が，本書で提唱する「熱傷の湿潤治療」である。

■― 乾燥は創傷治癒の大敵

前述したように，創傷治癒とは創面（培地）と浸出液（培養液）を利用した細胞培養，組織培養である。細胞培養，組織培

養であることがわかると，創面の乾燥は絶対に避けなければいけないことは明らかである。細胞培養をしている培地を乾燥させると培養細胞は急速に死滅するが，これは熱傷創面においても例外ではなく，熱傷創を乾かすと創面の表皮細胞も線維芽細胞も乾燥により細胞膜が変性し，細胞質の水分が失われて死滅する。

　死者が蘇ることがないように，死滅した細胞が生き返ることはない。そして，創面を構成するあらゆる細胞が乾燥で死滅して，創面は壊死し，その結果として熱傷創の治癒はストップする。

　従来の熱傷治療の原則は「創面の乾燥」であったが，これは創傷治癒の研究が始まっていない時代に成立した治療原則であり，根本的に誤っていることは明らかである。

熱傷創治療はどうあるべきか

　以上から，速やかな創治癒のためには次の2つの条件が満たされていればいいことが判る。
　①創面を乾燥させない
　②細胞培養液である浸出液（細胞成長因子）を創面に保持する

　したがって，熱傷創を被覆する治療材料とは〔空気を通さず，浸出液を保持する〕の2条件を満たしていればよいことになる。この条件に合う治療材料が創傷被覆材であり，後ほど詳しく説明する。

　このような観点から，従来の熱傷治療に用いられてきた「軟膏ガーゼ，シリコンガーゼ」は通気性があるため創面を乾燥さ

せ，その結果として創の治癒を阻害する。軟膏ガーゼによる熱傷治療は19世紀医学にすぎない。

◘— 熱傷は特別な外傷なのか

　外傷学は外科学の一分野であるが，熱傷は特別な外傷として他の外傷治療とは分けて論じられるのが普通である。一般的に言えば，裂傷や挫創の治療に習熟した外科医・整形外科医でも熱傷治療には臆病になりがちである。熱傷治療には特別な専門知識が必要であり，専門知識をもたない医者は治療すべきでないとの意識が医学界に流布しているからだ。

　だが，湿潤治療で熱傷を治療してみるとわかるが，熱傷も擦過傷も同じ治療経過をたどり，熱傷に特別な現象が起こることもなければ，熱傷に特有な合併症があるわけでもない。要するに，熱傷は受傷面積の広い擦過創・挫創に過ぎず，擦過創や挫創の治療の知識さえあれば誰でも治療できる「普通の外傷」なのである。このことについては，実際の治療例を提示することで説明していく。

3 創感染のメカニズム

■ 細菌感染を防ぐための熱傷局所治療

　従来，熱傷治療において最も恐れられていた合併症は細菌感染である。それを防ぐために創面を消毒し，抗菌力の強いスルファジアジン銀（ゲーベン®クリーム）を塗布した滅菌ガーゼで創面を覆い，創面での細菌増殖を防ぐために創面を乾燥させ，抗生剤の持続投与が行われ，細菌の増殖より早くデブリードマンすれば創感染が起こらないという理論から超早期手術が推奨されてきた。このように考えてみると，現在行われている熱傷の局所治療の主目的は細菌感染の予防であり，創面の治癒（＝創上皮化）は二の次であったことに気がつく。実際，各種の熱傷治療の教科書，治療マニュアルにも「熱傷の局所治療とは感染を防ぐことが最も重要」と明記されている。

　だが，これは本当に正しいのだろうか。創感染さえ防げれば熱傷治療は成功といえるのだろうか。

図1

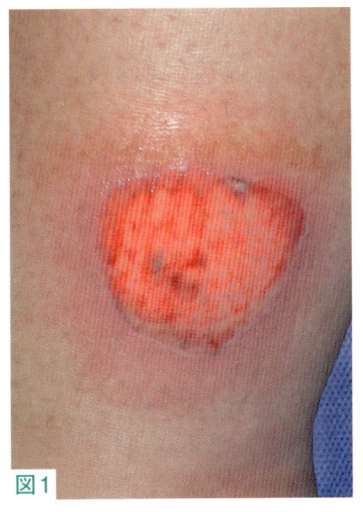

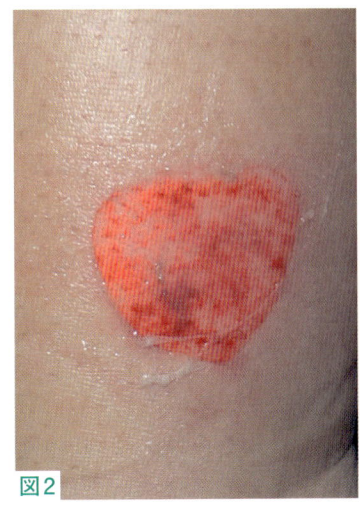

図2

─ 創感染とはどういう状態か

　創感染について説明するため，まず下腿低温熱傷の写真を提示する。同一症例のもので，初診時の状態（図1）とそれから1週間後の状態（図2）である。この2枚の写真から，どちらが創感染の状態か診断できるだろうか。

　実は初診時の状態は感染創であり，1週間後の状態は感染創でない。初診時には創周囲の皮膚に発赤が認められるが，1週間後には消退しているからだ。発赤は炎症の症状であり，炎症症状があればその創は感染していると診断できるのだ。だから，初診時の創は発赤を伴う感染創，1週間後の創は発赤のない非感染創なのである。

　ローマ時代の医師セルサスは，古い時代から腫脹，疼痛，発赤，局所熱感のいわゆる「炎症の4徴候（炎症徴候）」が炎症の症状として知られていたと記載したが，これは現代においても

通用する知見であり，炎症徴候のない創感染というのは原則的にないと考えてよい。もちろん，炎症症状のない創感染としては抗酸菌や非定型抗酸菌によるものがあるが，これは例外中の例外であり，創感染の大多数を占める黄色ブドウ球菌やA型連鎖球菌による創感染では炎症症状は必発である。

これは熱傷創も例外ではなく，熱傷創といえども炎症徴候がなければ感染創ではないし，創感染かどうかの診断では炎症徴候で必要十分なのである。

ちなみに，炎症症状のみられる創の状態が"infection"であり（図1），炎症症状のない創の状態のことを"colonization"というが（図2），「細菌が創面から検出される状態」と「細菌感染が起きている状態」は厳密に区別すべきである。

しかし，従来の熱傷治療ではこの2つの状態を区別せず，「創から細菌が検出された」という理由で創感染と診断して感染創の治療を行ってきた。つまり，感染創も非感染創も一緒くたに同じ治療をしてきたことになる。

■─ 創感染の診断

熱傷創が感染創か非感染創かは炎症の4徴候で判断するが，4つの徴候が同じ重みをもっているわけではない。創感染の診断で最も重要かつ鋭敏な指標は疼痛であり，診断的価値において発赤はそれより劣り，局所熱感と腫脹の診断的価値はさらに低い。つまり創感染の診断は，「痛みがあればその創は感染している」，「痛みがなければ感染していない」と単純化できるのだ。

疼痛は感染（＝炎症）が起きたときに最初に現れ，感染が治まると速やかに消退する症状であり，最も鋭敏であるが，発赤

はそれより立ち上がりが遅くて消退も遅い。そのため，感染の初期には「疼痛はあるが発赤はまだ起きていない」時期があるし，感染の治療が奏功した場合には「疼痛は軽快したが発赤は残っている」時期が必ずある。つまり，以下のようになる。

　①疼痛はあるが発赤はない⇒感染の超早期
　②疼痛も発赤もある⇒感染の極期
　③疼痛はないが発赤がある⇒感染が治まっている状態
　④傷はあるが疼痛も発赤もない⇒colonizationの状態

逆に言えば，発赤の有無を創感染の診断基準にすると，治療のタイミングを誤ったり，不必要な治療をすることになってしまう。

― colonizationの創は治療対象ではない

colonizationの状態とは炎症が起きていない状態であり，創面の細菌が人体に悪影響を及ぼしていないことを意味する。要するに，colonizationであれば，創面から黄色ブドウ球菌が検出されようとMRSAが検出されようと緑膿菌が検出されようと，その細菌は人体に対して害をなしていないのだ。要するに，これらの細菌は人体にとっては有害ではなく，人体とある種のバランスを保っていることを意味する。

つまり，infection（＝人間と細菌のバランスが崩れている状態）なら何らかの治療が必要だが，colonization（＝人間と細菌がバランスを保っている）なら治療は必要ないということだ。要するに，細菌と人体の間でせっかくバランスがとれているのに，それを「治療行為」で崩してしまうと菌交替を起こすだけであり，場合によっては危険な状態になりかねない。

■─ infectionとcolonizationの分岐点

　以上から，同じ細菌によりinfectionとcolonizationの2つの異なった状態になることが明らかになったが，両者を分けるものは何だろうか。実はinfectionになるかcolonizationとなるかは細菌側の要因ではなく，人間側の要因で決まると筆者は考えている。細菌の毒性が強いからinfectionになったのでなく，colonizationをinfectionに変化させる要因が創面にそなわっていたからinfectionになったのだ。そして，その要因がない創面はcolonizationの状態に留まり，infectionの状態になることはない。

　創感染が起こるための条件は次の3つである。
①創面に水分があること
②創面に栄養分とする物質が存在すること
③細菌定着部に宿主（＝人間）の免疫が及ばないこと

　細菌の増殖には最低限，水と栄養分が必要であることは生物学の常識であるし，細菌が創内に侵入したとしても，そこに宿主側の免疫が及ぶと細菌の増殖は抑えられる。

　上記の3条件を満たすものが「感染源」であり，具体的には血腫，リンパ液などの貯留，各種の異物や壊死組織がそれに相当する。これらの共通点は「循環から切り離された体液が貯留・停滞している」ことにある。

　要するに，創感染とは「感染起炎菌が感染源に侵入⇒定着⇒増殖」することで初めて成立し，感染起炎菌の存在は創感染成立の必要条件だが十分条件ではなく，感染源がなければ創感染は発症しないのだ。

3 創感染のメカニズム

■ー 循環から切り離された体液は感染源となる

　血腫とは組織内に出血した血液が吸収されずに残ったものだが，筋肉内血腫，筋膜上血腫，脂肪組織内血腫など存在部位によらずすべて感染源となる。血液は煎じ詰めれば「豊富なタンパク質を含む水」だからだ。つまり，血液中タンパク質を栄養源にできる細菌にとって血液は絶好の培地となる。

　さらに，血腫は体循環との交流が絶たれているため，抗生剤を全身投与しても血腫内には届かないし，各種免疫細胞も血腫内には侵入できない。つまり，血腫は細菌にとって「人体内のエデンの園」である。これはリンパ液でも同様で，組織内に貯留したリンパ液は感染源になりやすい。これが，乳ガン術後の上肢リンパ浮腫で患側上肢に細菌感染が起こりやすい理由であろう。

　これは，「ドブの水は腐りやすいが，流れている川の水は腐らない」のと同じである。細菌の平均サイズは 1 µm 前後と微小であるため，わずかな水の流れでも細菌にとっては激流と同じであり流水中での定着は困難である。定着するためには栄養分を含む水が静止していることが必要なのだ。

　このように考えると，なぜ，絹糸などの編み糸で感染が起きやすいのか，なぜ金属異物では感染しないのに木材系異物では感染が起こるのか，なぜ黒色壊死では感染が起こるのかが明快に説明できる。編み糸の内部には空間がありそこに血液が染み込むと「澱んだ液体」になり，木材系異物の表面の微細な凹凸に血液やリンパ液が入り込めばやはり培地になり，黒色壊死には水分吸収能がないためにその下面には浸出液が貯留するからだ。逆に，金属の表面には細菌の生息に適したサイズの凹凸は

なく，感染源になりにくいと説明できる。

熱傷創における感染源は何か

　創感染には感染源が必要であることは熱傷創においても同様であり，熱傷創感染だけが特殊な感染機序で起こるわけではない。つまり，熱傷創においても感染起炎菌が創面に定着しているだけでは創感染は起こらず，何らかの「感染源」があって初めて創感染の状態になるのだ。では，熱傷創感染における感染源とは何だろうか。

　それは破れた水疱内に残された水疱液である。水疱膜が破れていなければ水疱液は無菌だが，水疱膜が破れた瞬間から細菌の侵入が始まる。一方，水疱内の水疱液は「豊富にタンパク質を含んだ澱んでいる液体」であり，感染源としての条件を備えている。

　実際，熱傷治療の途中で発熱や創部痛などの感染症状をきたした症例では，全例で残存水疱に一致して発赤と圧痛が認められ，水疱液は混濁していることを確認している。そして，残っている水疱膜をすべて除去し，吸収力のある被覆材料で創面を覆うことで感染症状（発熱，疼痛）は速やかに消退し，初診時に水疱膜をすべて除去した症例では創感染はほとんど起きていないのである。

　以上から，破れた水疱膜下の水疱液が感染源（＝細菌の増殖場所）となって熱傷創感染が起きているとほぼ断定できる。つまり，熱傷創感染を予防し，発症してしまった創感染を治療するためには，水疱膜の完全除去が唯一の方法だということになる。

逆に言えば，熱傷創感染を防ぐために創を消毒したり，創面を無菌に保つ行為はすべて意味がないことになる。同様に，熱傷患者を無菌室に収容することも，ガウンテクニックで無菌的操作をすることも，滅菌物で治療することも，創感染予防という点ではまったく意味がないのである。

■─ 皮膚と細菌

　皮膚の上の細菌は大きく次の2つに大別される。
　①皮膚常在菌（表皮ブドウ球菌，*Propionibacterium*属など）
　②通過菌（黄色ブドウ球菌，緑膿菌など）

　皮膚常在菌で最も多い*Propionibacterium*属と，通過菌で最も多く検出される黄色ブドウ球菌を比較すると，両者はまったく異なった生物であることがわかる[2]（表1）。要するに，皮膚常在菌とは「皮膚を唯一の生息環境とし，皮脂のみを栄養とし，弱酸性で嫌気性状態を好む」生物であり，黄色ブドウ球菌は「本来は皮膚に生息しない，皮脂を栄養としない，中性で好気性状態を好む」生物なのである。皮膚常在菌とはいわば，皮脂が分泌され弱酸性である環境に最高度に適応した生物といえる。

　また，皮脂腺から皮脂が分泌されると，まず*Propionibacterium*属が利用し，その代謝産物としてプロピオン酸などが作られるが，この酸を他の皮膚常在菌が利用するという協力関係が成り立っている。そして，この皮脂代謝産物は皮膚常在菌にとっては増殖促進因子であるが，黄色ブドウ球菌には増殖阻止因子として作用するのだ（図3）。

　つまり，皮膚常在菌は協力しあって皮膚を弱酸性に保ち，皮脂を中心とした代謝産物のやりとりでエネルギーを得，皮脂に

表1 皮膚常在菌と通過菌の違い

	皮膚常在菌 (Propionibacterium属など)	通過菌 (黄色ブドウ球菌など)
栄養源	皮脂のみ	皮脂は利用できない
皮脂があると	増殖が速くなる	増殖がストップする
生存に至適なpH	弱酸性	中性
酸素を必要とするか	嫌気性菌	好気性菌

より維持される嫌気性環境で生きている生物群であり,皮膚常在菌以外の細菌(=通過菌)が皮膚で増殖するのを防いでいるのだ。すなわち,皮膚常在菌は皮膚への病原菌の定着を妨げ,感染症の発生を防ぐ作用をしていることになる。要するに,皮膚常在菌は皮膚の防衛システムの重要な一員なのだ。

皮膚は常在菌あっての皮膚であり,常在菌は皮膚という場があってこそ生存できる。皮膚と常在菌は常にワンセットであり,両者があって初めて皮膚として機能するわけである。皮膚という環境・生態系でしか生きられない皮膚常在菌は,外来菌の侵入・定着を防ぐことで生態系(=皮膚の状態)が乱れないように互いに協力しあっているのだ。

創面に黄色ブドウ球菌・MRSAが検出されるのは異常現象か

教科書や論文によると熱傷創感染では黄色ブドウ球菌,MRSA,緑膿菌が主要な感染起炎菌であり,それらへの対応が必要であると説明されている。実際,熱傷患者の創面を細菌培養すると,これらの細菌が検出される率は非常に高いはずだ。なかでも最も頻繁に検出される細菌は黄色ブドウ球菌である。

3 創感染のメカニズム

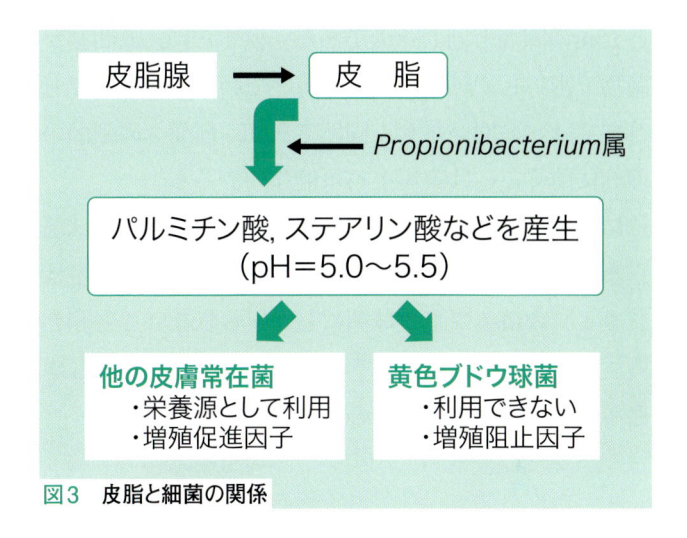

```
┌──────┐    ┌──────┐
│ 皮脂腺 │──→│ 皮 脂 │
└──────┘    └──────┘
               │  ← Propionibacterium属
               ↓
      ┌─────────────────────┐
      │ パルミチン酸,ステアリン酸などを産生 │
      │      (pH=5.0〜5.5)       │
      └─────────────────────┘
         ↙              ↘
┌──────────────┐  ┌──────────────┐
│ 他の皮膚常在菌    │  │ 黄色ブドウ球菌    │
│ ・栄養源として利用 │  │ ・利用できない    │
│ ・増殖促進因子   │  │ ・増殖阻止因子   │
└──────────────┘  └──────────────┘
```
図3 皮脂と細菌の関係

　また，黄色ブドウ球菌は「毒素のデパート」と呼ばれるほど多様な毒素をもつ細菌として有名であり，肺炎，腸炎，食中毒，毒素性ショック症候群，伝染性膿痂疹，SSSSなどを起こすことが知られている以上，そのような恐ろしい黄色ブドウ球菌の創面への侵入・定着は絶対に避けるべきだと考えて当然だろう。だが，この「医学の常識」は次の3点において厳密さに欠けている。

　①黄色ブドウ球菌が創面に出現するのは病的状態なのか
　②黄色ブドウ球菌の侵入を防ぐ手段が本当にあるのか
　③すべての黄色ブドウ球菌が「毒素のデパート」なのか

　まず①に関してであるが，後述するように黄色ブドウ球菌が出現するのは自然な経過であり，病的状態でも異常な状態でもない。

　②に関してであるが，細菌のサイズは1μm前後である。これはつまり，細菌にとって0.01mmの隙間は人間のサイズに換算

すると15mの隙間と同じなのである。要するに，人間側が「傷を滅菌物で密封して細菌の侵入を防いでいる」つもりでも，細菌にとっては穴の開いたザル同然であり，創面への細菌の侵入を物理的に防ぐことは事実上不可能なのである。

さらに③についてだが，ゲノム解析から黄色ブドウ球菌にはさまざまなサブタイプがあり，各毒素を産生する遺伝子は特定のサブタイプの黄色ブドウ球菌にしかみられないことがわかっている[3]。したがって，すべての黄色ブドウ球菌があらゆる毒素をもっているわけではないのである。

― 創面という環境

皮膚は「皮脂が存在する弱酸性で嫌気性」の環境であり，皮膚常在菌に最適な状態である。では，皮膚が損傷を受けてできた傷（創面）はどういう状態なのだろうか。

創面は「皮脂がなく中性で好気性」の環境である。創面から分泌される浸出液は前述のように創傷治癒物質の細胞成長因子を含んでいるが，化学的にはpH7.4の液体であり，創面は弱酸性から中性に傾いてしまう。したがって，このような状態になると皮膚本来の状態ではなくなるために皮膚常在菌は増殖できなくなり，逆に，黄色ブドウ球菌（＝皮脂がなく中性で好気性という条件で発育する）にとっては絶好の環境となる。

このような理由から，皮膚の傷を細菌培養するとほとんどの場合，黄色ブドウ球菌が検出されることになり，熱傷創面もその例外ではない。黄色ブドウ球菌に適した物理的・化学的環境が備わっていたからこそ，当然の帰結としてこの細菌が定着しただけのことなのだ。皮膚常在菌が皮膚に最高度に適応した生

物であるように,黄色ブドウ球菌は創面という生態系に適応した生物といえるのかもしれない。

そして,このような状態で抗生剤を投与すると耐性菌のみが残りMRSAに交替する。その意味で,熱傷創面にMRSAが出現するのも自然の経過であり,異常な状態ではない。

MRSAとはどういう細菌か

MRSAというと通常,抗生剤が効かない恐ろしい細菌,と考えられているがこれは正しくない。MRSAは確かに抗生剤は効かないが,増殖が極めて遅い細菌なのである。

細菌は分裂により増殖するが,2個に分裂するのに要する時間を世代時間という。野生株の非耐性黄色ブドウ球菌の場合には世代時間は40分ほどだが,同じ条件で多剤耐性MRSAの世代時間は210分と5倍以上の時間がかかることが確認されている[4]。要するに,非耐性菌の黄色ブドウ球菌は12時間後には26万倍の数に増えるが,多剤耐性MRSAは同じ時間で8倍にしか増えないのだ(表2)。

このため,多剤耐性MRSAを培養しようとしても,MRSAの分裂速度が極めて遅いため,途中で非耐性黄色ブドウ球菌が混入するとこちらのほうが爆発的に増えてしまい,MRSAが増殖する余地はなくなってしまう。要するに,生命体としてのMRSAは極めて弱い存在であり,MRSAが安定したコロニーを作るためには,絶え間なく抗生剤を投与して非耐性黄色ブドウ球菌の増殖を阻止する必要があるのだ。

なぜ,MRSAの増殖は遅いのだろうか。これは単純にゲノムサイズの違いと思われる。黄色ブドウ球菌の耐性遺伝子は水平

表2　黄色ブドウ球菌とMRSAの分裂速度

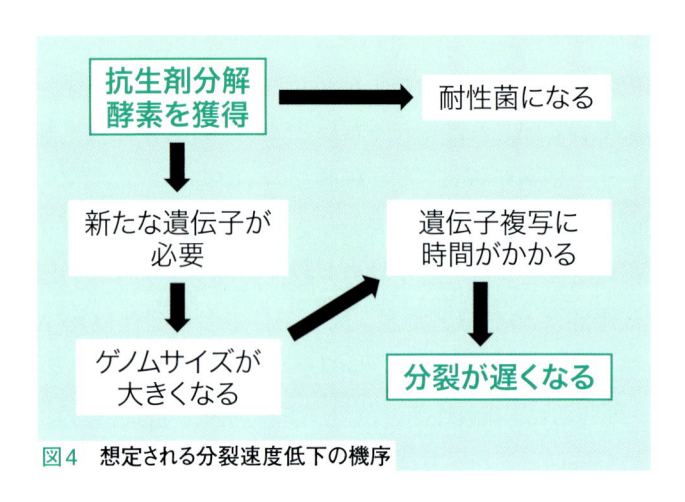

時間	黄色ブドウ球菌	多剤耐性MRSA
0	1	1
4時間後	64	2
8時間後	4,096	4
12時間後	262,144	8
16時間後	16,777,216	16

図4　想定される分裂速度低下の機序

伝播の形で導入されていることがわかっているが，導入された遺伝子の分だけゲノムサイズは大きくなり，遺伝子複製に余計に時間がかかるからだ（図4）。一般に細菌は分裂速度を速めることを優先させるために必要のない遺伝子を捨ててゲノムサイズを小さくしようとする傾向をもっている[5]。逆に言えば，細菌にとっては大きなゲノムをもつことは生存に有利に働かないのである。

　いずれにしても，MRSAであっても貯留している水疱液（＝感染源）がなければ創感染を起こすことはできないし，創が治

って上皮化してしまえば生息地を失って消えてしまう生物である。要するに，MRSAが創面から検出されたからといって問題視する必要はないのだ。

4 消毒薬の薬理学

■― 消毒薬に殺菌力はない

　消毒薬は医療現場で最も頻用されている薬剤の1つであり，熱傷治療においても消毒薬と消毒薬含有軟膏は治療に欠かせない薬剤である。あまりにも日常的に使われているため，使うのが当たり前，消毒なしの熱傷治療はあり得ないと考えてしまうが，次の3点において消毒薬は有害無益な薬剤である。
　①消毒薬では細菌はほとんど死んでいない
　②消毒薬は強烈な細胞毒性物質を有する組織破壊薬であり，創面を破壊する
　③アナフィラキシーショックにより呼吸停止などの激烈な全身症状を起こす
　要するに消毒薬という薬剤は，細菌は殺せないが人間は傷害できる薬剤であり，消毒効果（＝殺菌力）はなく，人間に対しては毒薬として作用する極めて危険な薬剤なのだ。

■ 消毒薬はタンパク質変性薬

　消毒薬にはさまざまな種類がある。医療現場で頻用されているポビドンヨード（イソジン®など），クロルヘキシジン（ヒビテン®，ヘキザック®など）はいうに及ばず，逆性石鹸（塩化ベンザルコニウム），各種アルコール，過酸化水素水も消毒薬であるし，アクリノールやピオクタニンなどの色素も殺菌力をもっている。

　これらの薬剤は「タンパク質の変性薬」という点で共通している。タンパク質は細胞膜の構成成分であり，生命維持に必要な酵素もタンパク質であり，地球上の生命体に必要不可欠な物質である。それを不可逆的に変性することが消毒薬の基本作用なのである。

■ 消毒薬は人体も破壊する

　ここで，タンパク質が細菌にのみ存在する物質であれば，まったく問題ないのだが，タンパク質はあらゆる地球上生命体の体を構成する要素であり，もちろん，人体もタンパク質で作られている。しかし，消毒薬は細菌のタンパク質と人体のタンパク質を区別して変性させているわけではなく，タンパク質であれば見境なく結合し，変性させる。このため，消毒薬は人体のタンパク質も攻撃して破壊し，創面を消毒すると創面の人体細胞は破壊され，結果として傷は深くなり治癒は阻害されることになる。

　さらに後述するように，細菌の細胞膜は細胞壁で守られているが，人体細胞には細胞壁がなく細胞膜がむき出しの状態であ

る。消毒薬が「細胞膜のタンパク質」を破壊のターゲットにしている以上，細菌が混在する創面を消毒すると細胞壁のない人体の細胞だけが選択的に破壊されるのだ。

ちなみに，消毒薬がどれほど強烈な組織破壊性を有しているか，筆者が自分の体で実験している。荷造り用テープによる皮膚剥離を数十回行って傷を作り，消毒した部分と白色ワセリンを塗布した部分を比較するという実験である。剥離を行う前の正常皮膚（図1），40回テープによる剥離破壊を行った皮膚（図2），そして1日3回の消毒を4日間続けた状態を示すが（図3），ワセリンを塗布した部分（写真右側）はすでに治癒しているのに，消毒した部分（写真左側）は深い潰瘍になっていることがわかる。なお，写真は60倍の実体顕微鏡で撮影したものである。

細胞壁と消毒

細菌という生物の体の構造は図4に示すように，遺伝子が浮かぶ細胞質を細胞膜が包み，さらにその外側を細胞壁が囲んでいる。消毒薬の作用はタンパク質変性作用だが，消毒薬がターゲットとするタンパク質は細胞膜のタンパク質なのである。つまり，消毒薬が細菌を殺すためには消毒薬が細胞壁を通過する必要があるのだが，この細胞壁はプロテオグリカンという糖タンパク質の極めて強固な重合体であり，疎水性の物質は通さず，ごく一部の親水性の物質しか通さないようにできている。つまり，消毒薬に対し細胞壁は障壁となる。

だがここで疑問が浮かばないだろうか。消毒薬の殺菌効果は実験的に確かめられているはずではないか，という疑問である。

図1 筆者による実験：正常皮膚

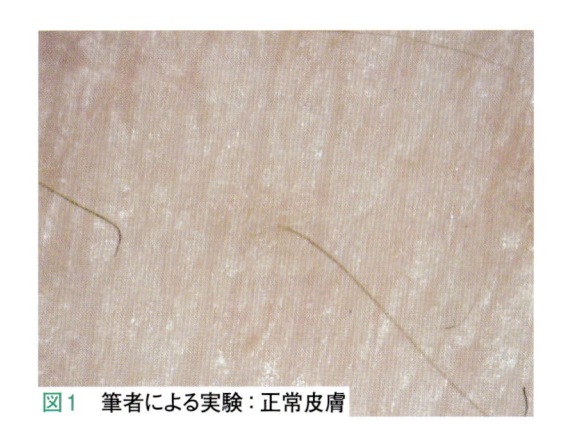

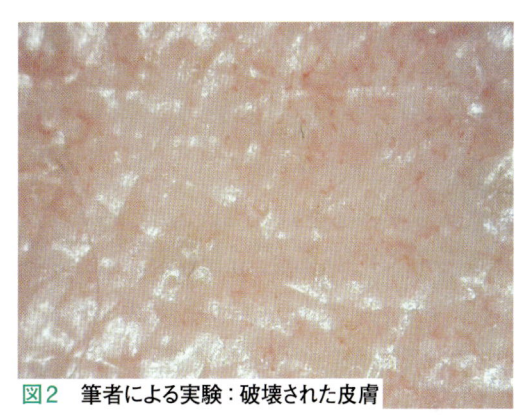

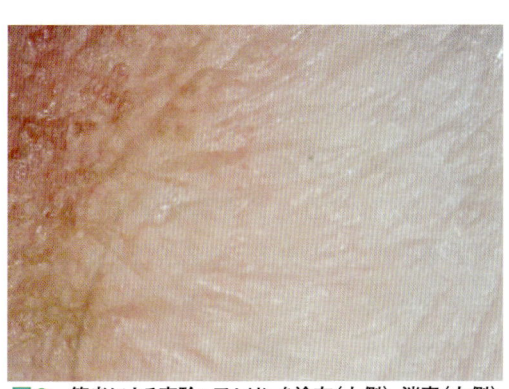

図2 筆者による実験：破壊された皮膚

図3 筆者による実験：ワセリンを塗布（右側），消毒（左側）

図4 細菌の構造

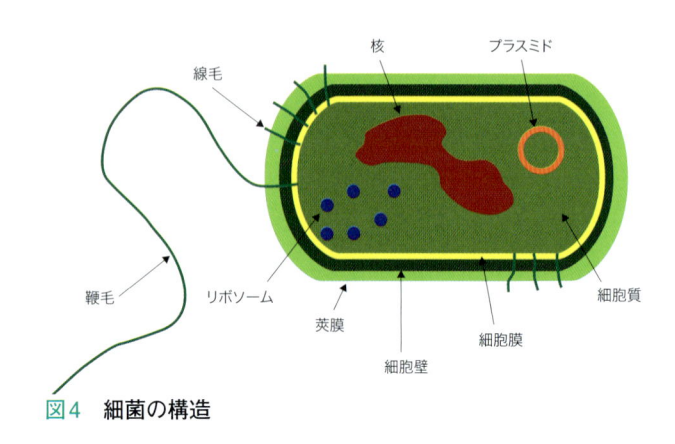

　実はここにトリックがあると筆者は考えている。例えば大腸菌は，消毒薬を加えなくても食塩水に入れるだけで「培養できない状態」に変化してしまうからだ[6]。

　1970年代，自然界の細菌の90％以上が「生きてはいるが培養できない状態（VNC：Viable but Non-Culturable）」であることが明らかにされた。これには2つの状態がある。
　①寒天培地などの通常の培地では培養できない細菌が自然界には非常に多い
　②ストレス（寒冷や栄養源の不足など）を受けると細菌はVNCの状態に変化する

　消毒薬の殺菌効果を確かめる実験では通常，大腸菌を生理食塩水に入れ，その後消毒薬を加えて，細菌数の減少率で消毒効果を判定しているが，実はこの大腸菌は食塩水中では急速にVNCの状態に変化し，見かけ上，細菌数は激減するのだ（これは上記の②に相当する）。つまり，生理食塩水に入れた時点で消毒薬の有無にかかわらず，細菌数は減少するのだが，これを「消毒による殺菌効果」と錯覚していたのだろう。

ちなみに，細胞壁は細菌だけでなく植物にも真菌にも存在するが，構造はすべて異なっていて，真正細菌（大腸菌，ブドウ球菌，緑膿菌など）の細胞壁はプロテオグリカン，古細菌（メタン生成菌など）の細胞壁はシュードムレイン，植物の細胞壁はセルロース，真菌の細胞壁はキチンが主成分である。ペニシリンやセフェムなどの抗生剤が基本的に細菌のみ殺して人間に害がないのは，抗生剤はプロテオグリカンの生合成のみを阻害し，真正細菌にだけ特異的に作用するからだ。

5　外用剤は不要

熱傷治療に使ってはいけない外用剤

　筆者は以前から，熱傷治療に用いられている外用剤の治療効果について疑問をもっていたが，論文を読んでも満足できる答えは得られなかったため，自分自身の皮膚に傷を作り，それに外用剤を塗布して治療効果を確かめるという方法を思いついた。その結果，熱傷治療に使われている外用剤のほとんどに治療効果がなく，むしろ創を深くすることを見出した。熱傷治療に頻用されている外用剤についてまとめると表1のようになる。

　要するに，熱傷の治療現場で使用されている外用剤のほとんどは有害であり，治療効果はなく「創面破壊薬」でしかないのである。

表1 熱傷治療に頻用されている外用剤

1. 創を深くする軟膏・疼痛を起こす軟膏
   - スルファジアジン銀(ゲーベン®クリーム)
   - ブクラデシンナトリウム(アクトシン®軟膏)
   - トレチノイン トコフェリル(オルセノン®軟膏)
   - 精製白糖ポビドンヨード(ユーパスタ®)
   - ポビドンヨード(イソジン®ゲル)
   - 混合死菌製剤軟膏(エキザルベ®軟膏)
   - ヨウ素(カデックス®)
   - ブロメライン(ブロメライン軟膏®)

2. 効果はないが害もない薬剤
   - トラフェルミン(フィブラスト®スプレー)

3. 効果のある軟膏(=基剤がワセリン,プラスチベースである軟膏)
   - ゲンタマイシン(ゲンタシン®軟膏)
   - リンデロン(リンデロン®軟膏)
   - アルプロスタジル(プロスタンディン®軟膏)

人体実験の結果

　アクトシン®軟膏の塗布実験開始時（図1），翌日（図2），2日後の状態を示す（図3）。わずか2日で浅い傷が潰瘍に変化したことがわかる。アクトシン®軟膏の主剤は潰瘍治療効果をもつはずだが，基剤のマクロゴールの吸水力が強く創面を乾燥させたため，浅い傷が深くなったものと思われる。

　カデックス®の実験開始時（図4），2日後（図5），4日後（図6），5日後（図7）の状態を示すが，2日後に既に潰瘍化し，4日後には一旦浸出液は出なくなったが，これは痂皮が覆っているだけで，最終的には痂皮がとれて深い潰瘍となった。ここでも基剤（高吸収性ポリマー）による創面の乾燥が創の状態を悪化させていることがわかる。

　ユーパスタ®の実験開始時（図8），2日後（図9），4日後（図

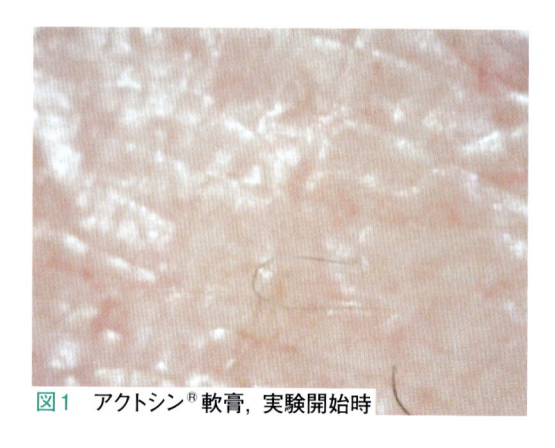

第2章 創傷治癒の基礎,湿潤治療

図1 アクトシン®軟膏,実験開始時

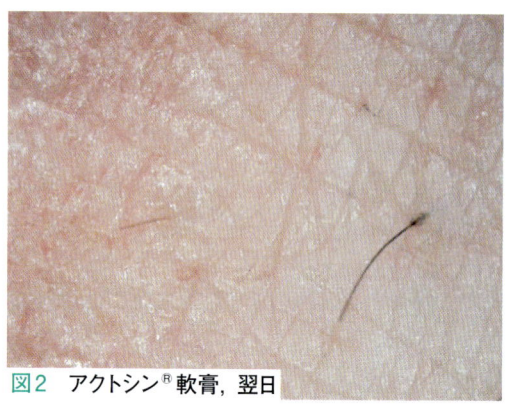

図2 アクトシン®軟膏,翌日

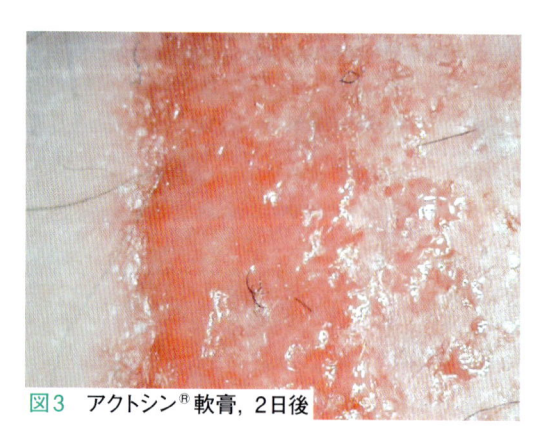

図3 アクトシン®軟膏,2日後

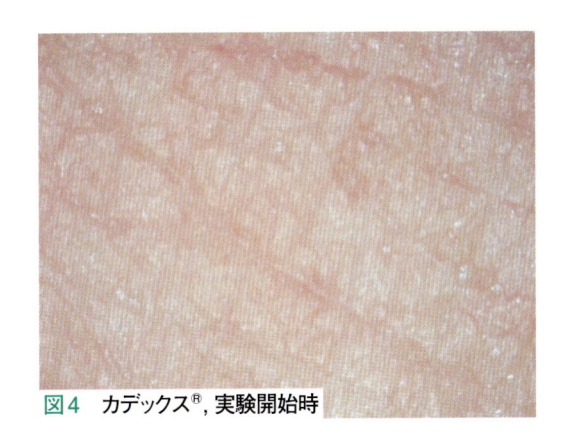

5 外用剤は不要

図4 カデックス®, 実験開始時

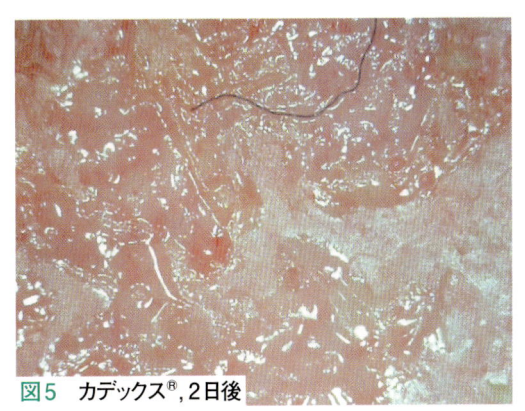

図5 カデックス®, 2日後

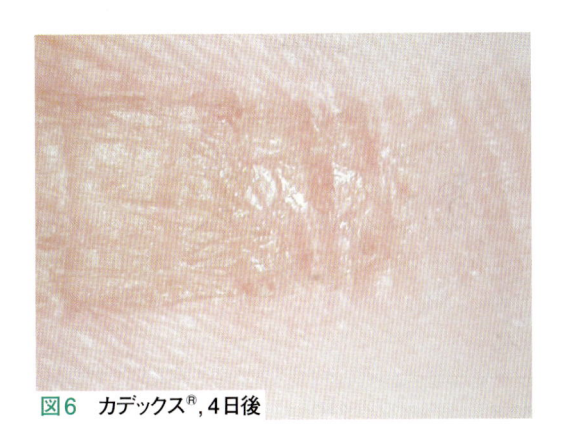

図6 カデックス®, 4日後

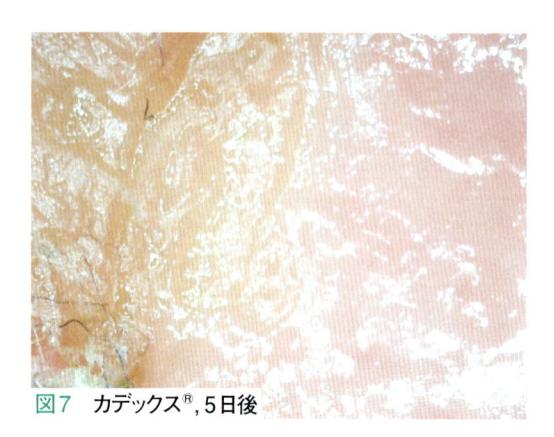

第2章 創傷治癒の基礎,湿潤治療

図7 カデックス®,5日後

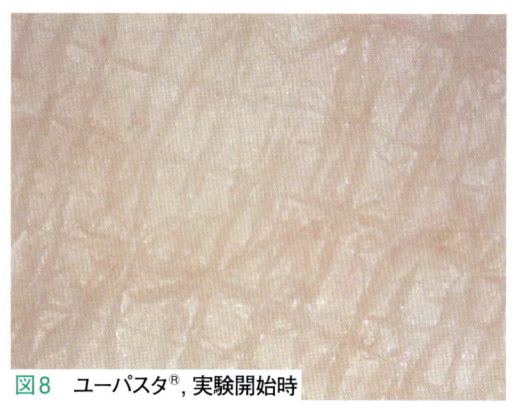

図8 ユーパスタ®,実験開始時

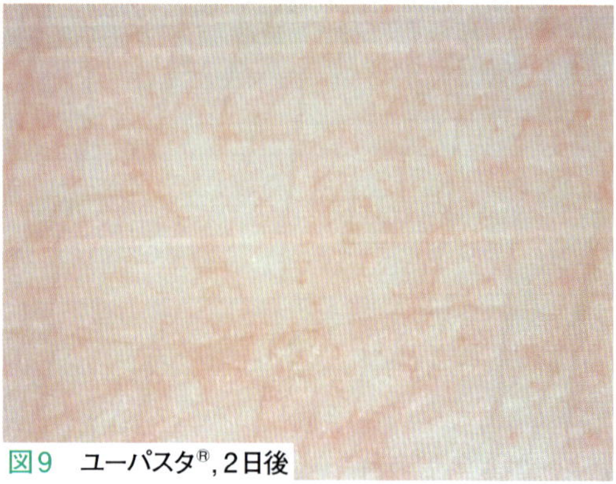

図9 ユーパスタ®,2日後

図10 ユーパスタ®, 4日後

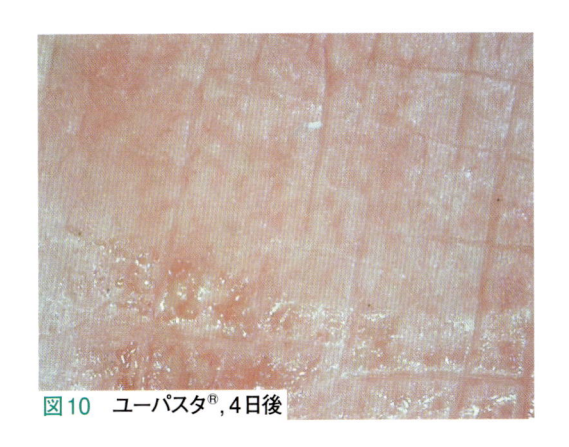

10)の状態を示すが,やはり4日後には創面は潰瘍化していることがわかる。

また,これらの外用剤の多くは塗布時に激しい痛みを生じ,この痛みは日を追うごとに悪化した。最も激しい痛みを生じたのはアクトシン®外用剤であり,塗布直後から焼けつくような痛みがあった。カデックス®とゲーベン®クリームも痛みが非常に強かった。

■─ 有害である理由

同様の実験を他の薬剤(イソジン®ゲル,エキザルベ®軟膏など)に対しても行い,創面に使用してはいけない外用薬が明らかになったが,これらの薬剤がなぜ有害なのかという理由を表2にまとめる。基剤がクリームであるもの(ゲーベン®クリーム,オルセノン®軟膏,エキザルベ®軟膏),基剤が高吸収物質であるもの(ユーパスタ®,カデックス®,アクトシン®軟膏,ブロメライン),主剤が消毒薬であるもの(ユーパスタ®,カデ

表2 薬剤の有害性

	クリーム基剤	吸水性基剤	消毒薬含有	疼痛
ゲーベン®クリーム	●			★★★
アクトシン®軟膏		●		★★★
オルセノン®軟膏	●			?
カデックス®		●	●	★★★
ユーパスタ®		●	●	★★
イソジン®ゲル			●	★★
ブロメライン軟膏®		●		?
エキザルベ®軟膏	●			★

疼痛は3段階評価。★★★が最も痛い。?は未実験のため評価できないもの

ックス®,イソジン®ゲル)というように,基剤と主剤のいずれかに問題がある。

消毒薬についてはすでに説明したとおりであるが,クリームは界面活性剤が直接細胞を傷害するし,基剤がマクロゴールやショ糖のような高吸収性の物質の場合,創面が乾燥して,治癒が遅延する。

■ その他の外用剤

逆に創面に使用してよい外用剤は基剤が油脂(白色ワセリン,プラスチベース)のものであり,ゲンタシン®外用剤,リンデロン®外用剤,プロスタンディン®外用剤などが相当する。

フィブラスト®スプレーは細胞成長因子の1つ,b-FGFを成分としている。b-FGFはマクロファージ,上皮細胞,血管内皮細胞,細胞外マトリックスなどが産生するサイトカインで,線維芽細胞,上皮細胞,内皮細胞の遊走と増殖を促進し,血管新生を促す作用をする。したがって,創面から常に分泌されてい

る物質の1つであるが，そのような物質を外部から投与する必要がある状況とは，創面でb-FGFが不足している状態以外にはあり得ないはずだ。しかも，数種類の細胞がb-FGFを分泌している以上，それが不足する状態は次の2つに限られる。

　①創面に産生細胞がまったくない
　②すべてのb-FGF産生細胞が機能を失っている

　①は創面が壊死している場合であり，②は遺伝子異常がなければ発生しない異常な状態である。したがって，フィブラスト®が必要とされる状況は現実的には①しかないはずである。

　では，①の理由でb-FGFが不足している創面にフィブラスト®を投与するとどうなるか。実は投与されたb-FGFはまったく機能しないのだ。b-FGFを投与しても，肝心のb-FGFのターゲット細胞（線維芽細胞，上皮細胞など）が死滅しているからだ．したがって，b-FGFが不足している創面では，b-FGFを外部から投与しても効果を発揮できないという矛盾が生じる。

主剤と基剤

　従来，薬剤は主剤の効能のみが取り上げられ，基剤についてはほとんど無視されており，「主剤の薬効＝薬剤の薬効」と考えられてきた。しかし，こと外用剤に関する限り，このような考え方は通用しない。クリームのように明らかに組織障害性をもつ基剤が存在するからだ。

　しかも，外用剤の成分を調べてみるとわかるが，主剤は通常1％以下であり，残りの99％以上を基剤が占めている。いかに主剤に皮膚潰瘍治療効果があろうと，組織障害性をもつ基剤がその100倍多く存在するのであれば，主剤の治療効果は打ち消

されてしまい，皮膚潰瘍を悪化させてしまうと考えられる。

　したがって，古くから熱傷治療に使われている外用剤を「古くから使われているから。使い慣れているから」という理由で使い続けるのは極めて危険である。安全な熱傷治療のためには，まずこれらの「危険な外用剤」を排除し，安全に使える外用剤を探す作業から始めなければいけないのだ。

●参考文献
1) 救急医学　2010年4月号．熱傷治療ガイド2010，へるす出版
2) 人体常在菌　共生と病原菌排除能．牛嶋 彊，医薬ジャーナル
3) 微生物はなぜ病気を起こすか―ゲノムの特徴―．林英夫，クバプロ
4) http://www.life-stage.net/mainte/maint.htm
5) ミトコンドリアが進化を決めた．ニック・レーン，みすず書房
6) 培養できない微生物たち―自然環境中での微生物の姿―．Rita R. Colwell，学会出版センター

第3章
局所治療法

1　治療材料

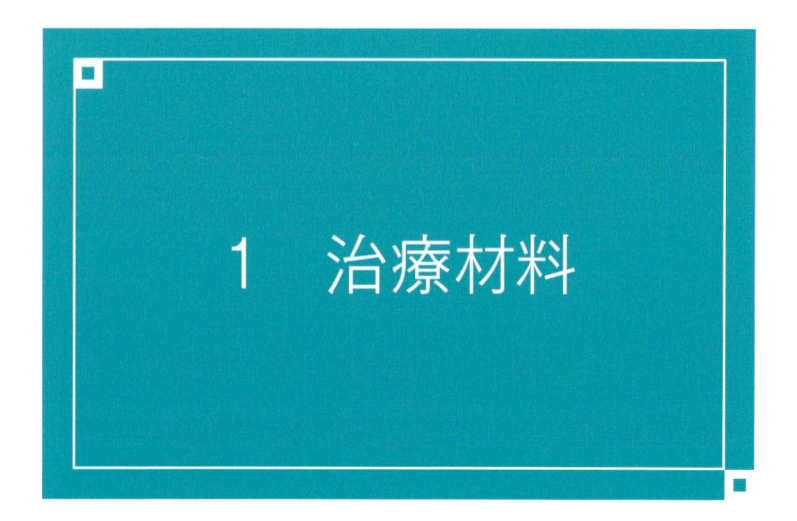

■― 熱傷治療材料：総論

　創傷治癒の機序から熱傷治療のための治療材料に求められる条件は次の2つであることがわかる。
　①創面の乾燥を防ぐ
　②創面に浸出液（＝細胞成長因子）を保持する
　この2つの条件を満たしていれば治療効果をもつが，さらに，
　③ある程度の吸水力をもつ
という機能をもっていれば治療材料としては完璧である。浸出液は確かに傷にとっては治癒物質だが，皮膚につくと接触皮膚炎を起こしてしまうからだ。このような皮膚のトラブルを防ぐためには，吸水力をもつ被覆材料が望ましいのだ。
　これらの条件を備えている医療材料が創傷被覆材である。しかし，3条件を備えているものであれば，たとえ日用品であっても創傷被覆材と同等の治療効果を発揮するため，特に医療材料の使用にこだわる必要はない。医療材料であろうと日用品で

図1 ハイドロコロイド被覆材

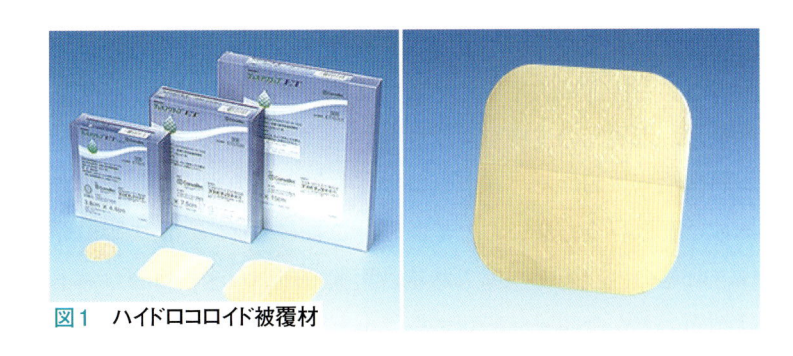

あろうと，創傷治癒過程に違いはないからである。

また，治療材料（ドレッシング材）は原則的に1日1回は必ず張り替えたほうがよい。皮膚は排泄器官であるため，長時間皮膚を密封すると汗疹や膿痂疹などの合併症が起こるからだ。これを避けるためには，ドレッシング材は毎日交換し，その際，創周囲の皮膚を十分に洗うしかないのである。

以下，熱傷治療に有用な創傷被覆材などの治療材料について説明する。

■─ 熱傷治療材料：各論

1) ハイドロコロイド被覆材（デュオアクティブ®）

ハイドロコロイド被覆材は親水性コロイド粒子と疎水性ポリマーからなる皮膚粘着層と，ポリウレタンフィルムの防水性外層の2層からなる治療材料である（図1）。それ自身が接着力をもち，創面に貼付すると浸出液で融解して柔らかい親水性コロイドに変化するため創に固着することはない。厚いものと薄いものがあるが，筆者は柔軟な薄いハイドロコロイド被覆材を愛用している。

創面より大きめに切って貼付するだけでよく，絆創膏や接着剤つきフィルムで固定する必要はない。また，1日1回，必ず貼り替え，創周囲の皮膚をよく洗う。

 熱傷治療におけるハイドロコロイド被覆材の長所は，柔軟であることと目立たないことであり，これらの長所が最大限に発揮されるのは顔面の熱傷である。柔軟で薄いハイドロコロイドは顔面のどんな複雑な形状にもフィットし，さらに，半透明で皮膚色に類似しているために目立たないからである。

 欠点は水分吸収能がほとんどないことと大量に使えないことである。つまり，深い熱傷（＝浸出液が多い）や広範な熱傷には事実上使えないと考えたほうがよいだろう。

 また，乳児にハイドロコロイド被覆材を使用すると，貼付部位やその周辺に汗疹や膿痂疹が発生することが少なくないので，患者の家族に事前に十分に説明しておいたほうがよい。

 基本的に「熱傷潰瘍」の病名があれば使用した分を保険請求できるようだが，地域によっては査定されることもあるようだ。

2）その他の創傷被覆材

 創傷被覆材には他に，ポリウレタンフォーム被覆材（ハイドロサイト®），アルギン酸塩被覆材（ソーブサン®，カルトスタット®，アルゴダーム® など），ハイドロファイバー被覆材（アクアセル®）などがあり，いずれも熱傷に対しても治療効果はあるが，現実的には使用は難しい。これらの創傷被覆材の保険適応病名は皮膚欠損創と褥瘡のみで，熱傷は含まれていないからである。

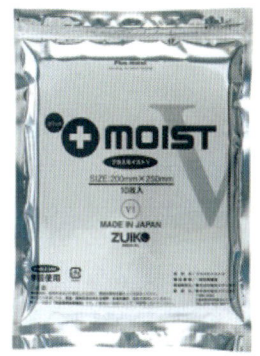

図2 プラスモイスト®

3）プラスモイスト®

　筆者が熱傷治療・創傷治療用に開発したシート状の治療材料であり，薄く柔軟，かつ創面を乾燥させず創面に固着することがないという特徴をもっている（図2）。また，単位体積あたりの水分吸収力が大きいため，創周囲に汗疹や膿痂疹を作ることは少ない。

　使用法は，創の大きさよりやや大きめに切って創面に貼付し，絆創膏で固定するだけであるが，他の被覆材料同様，1日1回の交換が必要である。水疱が大きく，浸出液が多いことが予想される場合には，プラスモイスト®の上に広く紙オムツやペット用シーツを当てて，漏れ出てくる浸出液を吸収する。

　現時点では保険適応がないが，調剤薬局や院内薬局で販売できるタイプのものがあり，これは処方箋なしに自由に購入できる。筆者の外来では患者が治療原理を理解し，創面の状態が安定した時点で週2回程度の通院とし，その間のドレッシング交換は患者，あるいは患者家族が自宅で行っている。

4) 食品包装用ラップ（以下，「ラップ」）

ラップは皮膚科領域では古くから治療に使われてきた材料であり，特にポリエチレンは人体に無害であり，しかも焼却した際に有害物質を出さず，さまざまな意味で極めて安全な治療材料といえる。筆者もプラスモイスト®開発前は好んでラップを熱傷治療に使用してきた。

ラップの長所は非常に安価であること，柔軟であること，創面を密封する効果が高いことである。特に薄いポリエチレン製のラップは創面への密着性が非常に高く，後述するように優れた鎮痛効果を発揮する。白色ワセリンをラップに塗布してから貼付すると創面への密着度が増し，鎮痛効果はより高くなる。また，極めて安価であり，広範囲な熱傷面を被覆するのに適している。

一方，ラップの欠点は吸収力がなく，ずれやすく破れやすいという点にある。吸収性を欠くため創周囲に汗疹や膿痂疹を作ることが多く，これを避けるためには，暑い時期には1日数回のドレッシング交換と創周囲の皮膚の十分な洗浄が必要となる。またずれやすく裂けやすいために動きに伴ってラップがずれ，創面にガーゼや紙オムツが固着してしまうことが多い。

なお，ラップは創面を密封するために創感染が多いと考える人がいるが，これは誤解である。水疱を完全に取り除き，包帯を巻いてラップを創面に密着させ，さらにその上を高吸収性の紙オムツで覆えば，創面とラップの間の毛細管現象で浸出液の停滞はなくなり，創感染はほとんど起こらなくなるからである。

5) ポリエチレンの袋

ポリエチレンのゴミ袋はラップより丈夫で裂けることはなく，四肢広範熱傷ではラップより使いやすい。

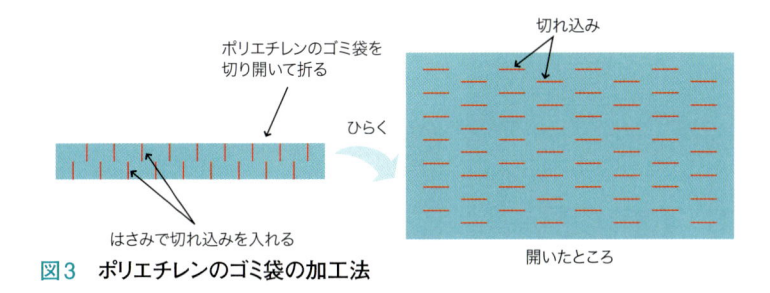

図3 ポリエチレンのゴミ袋の加工法

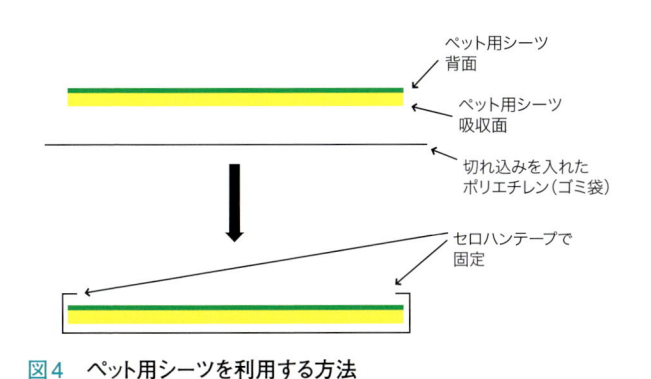

図4 ペット用シーツを利用する方法

　欠点は，柔軟性と創面への密着性がラップより低く，鎮痛効果という点ではラップに劣るようだ。

　筆者は四肢広範熱傷に対し，45ℓ用のポリエチレンのゴミ袋に図のような切れ目を入れたものをペット用シーツに絆創膏で固定して使っているが，極めて有用である（図3，4）。

6) OpWT（Open Wet-dressing Therapy）

　OpWTは，台所用のポリエチレン製穴あきポリ袋の中に紙オムツを入れ，それで創面を覆う治療法（図5〜7）であり，「ラップ療法」の提唱者である鳥谷部先生が開発され，現在，在宅医療の褥瘡治療として広く普及しつつある[1]。

第3章　局所治療法

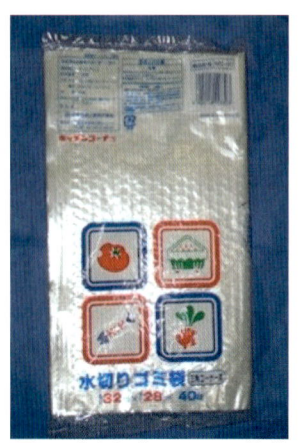

図5　穴あきポリエチレンゴミ袋

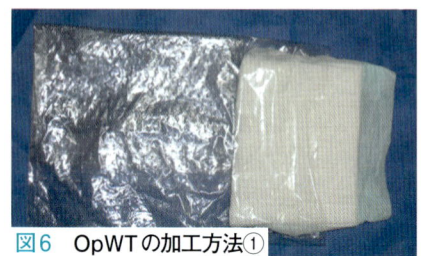

図6　OpWTの加工方法①
穴あきポリエチレンゴミ袋の中に切った紙オムツを入れ，動かないように絆創膏で固定

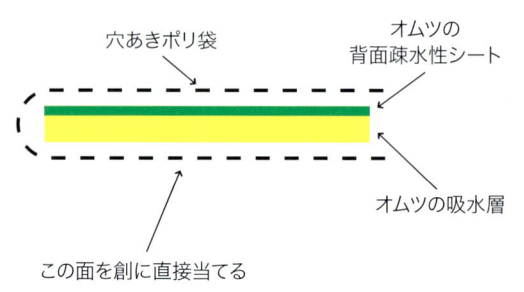

図7　OpWTの使用法

　ポリ袋の穴を通して浸出液は紙オムツに吸収されるが，創面が紙オムツに固着することはなく，しかも創面が乾燥することもない。また極めて安価である。

　この方法は褥瘡以外の創にも効果があり，もちろん，熱傷創に用いても高い治療効果を発揮する。唯一の欠点は，穴あきポリ袋のサイズが決まっていることであり，広範囲熱傷に使う場合には多少煩雑である。

7）白色ワセリン，プラスチベース

湿潤治療で主に使用する軟膏は白色ワセリンかプラスチベースのみである。いずれも軟膏の油脂性基剤であるが，人体に対してまったく無害であり，理論上，アレルギー反応も起こらない物質である。また，不飽和結合をもたないため反応性に乏しく，常温では極めて安定している。このため目に入っても口に入っても安全であり，口内炎用軟膏や眼軟膏の基剤として使われている。

白色ワセリンは原油を精製する過程で得られる鎖状飽和炭化水素（C_nH_{2n+2}）で，n=16〜20の炭化水素の混合体である。鎖状飽和炭化水素は分子量が小さいほど融点が低く，ワセリンの融点は通常38℃〜60℃である。すなわち常温では固体で，体温で柔らかくなるが，流動性があるほどは柔らかくならない。このためラップなどに塗布したワセリンは流れ落ちることはなく，ラップと創面の密着性が維持されることになる。

一方のプラスチベースは炭化水素ゲルと呼ばれる油脂性基剤で，95％が流動パラフィン（鎖状飽和炭化水素でn=21のものがパラフィンである），5％がポリエチレン樹脂からなる。白色ワセリンより柔らかく延びがよく使いやすい。

8）ステロイド軟膏

治療の途中で肉芽が周囲の皮膚より盛り上がり，上皮化が停止することがあるが，この場合にはステロイド軟膏が著効することが多い。これはステロイドの肉芽収縮作用によるもので，作用の強いステロイド軟膏ほど効果が高い。通常はプラスモイストやOpWTに軟膏を塗布し，それを貼付する。

表1 被覆材料などの使い分け

受傷部位と面積	被覆材料など
顔面で広範でない	ハイドロコロイド被覆材貼付
顔面で広範	プラスモイスト®貼付 白色ワセリンの頻回塗布
頭皮	白色ワセリンの頻回塗布
四肢・体幹で広範でない	プラスモイスト®,OpWT,ラップ
四肢・体幹で広範	ラップ,ポリエチレン袋
会陰部	OpWT

9) 紙オムツ,ペット用シーツ

過剰な浸出液を吸収するためにラップやプラスモイスト®の上を覆う。いずれも水分吸収力が高く,しかも極めて安価である。紙オムツは厚くペット用シーツは薄いので,浸出液が多い場合には紙オムツ,少ない場合にはペット用シーツという使い分けをする。

被覆材料などの使い分け

受傷部位,受傷面積による治療材料の選択を表にまとめる(表1)。

ラップやオムツを滅菌する必要がない理由

湿潤治療では日用品であるラップやポリエチレンの袋,紙オムツやペット用シーツを使用するが,これらは滅菌する必要はなくそのまま使用してよい。滅菌が不要であることは細菌学的

な事実から証明できる．

　まず，細菌は増殖するためには最低限，水と栄養源が必要だが，ラップにしてもゴミ袋にしても，出荷段階では水分も有機物も付着していない．要するにそれらは細菌の生息環境としての条件を満たしておらず，滅菌しなくてもほぼ無菌である．もちろん，開封後に細菌が付着する可能性はあるが，増殖することは不可能だ．

　また，前述のように創面は黄色ブドウ球菌に最適の環境であり，傷ができればすみやかに定着するが，この細菌は外部から侵入したものではなく，患者の鼻腔や腋窩，鼠径部などの皮膚（鼻腔などは弱酸性でないため黄色ブドウ球菌も定着可能）の細菌が移動してきたものである．つまり，患者を無菌室に収容して創を滅菌物で覆っても黄色ブドウ球菌は防げず，「滅菌物を使用しているから細菌が侵入しない」という論理は成立しない．

　さらに，創面の細菌密度とラップ・紙オムツ表面の細菌密度には極端な差があり，創面（＝細菌密度は最大）とラップ・紙オムツ（＝細菌密度は最小）を接触させると，細菌は高密度から低密度へ，つまり創面からラップ・紙オムツに移動するだけで，その逆の移動は絶対に起こり得ない．これは熱力学第2法則，すなわちエントロピー増大則と同じ原理である．

2 局所治療法

■― 治療の流れ

　湿潤治療による熱傷治療のおおよその流れをまとめると図1のようになる。

　初診時は創の洗浄は不要である（痛みの原因となるため）。創が異物で汚染されている場合には局所麻酔下に異物を除去するが，面積が広い場合は創面にキシロカイン®ゼリーを塗布してラップで覆い，5分以上置くと鎮痛が得られる。十分な時間を置いても鎮痛が不十分な場合にはキシロカイン®スプレー散布を追加する。

　なお，前医のガーゼが創面に固着している場合にも，キシロカイン®ゼリーは有用である。固着している部分にゼリーを染み込ませてゆっくりと剥離する（図2）。

　最も重要なことは可能な限り水疱膜を除去することである。水疱膜を残すとその下の水疱液が細菌の培地となり，創感染を起こすからである。筆者は以前は水疱膜を温存していたが，1

図1 治療の流れ

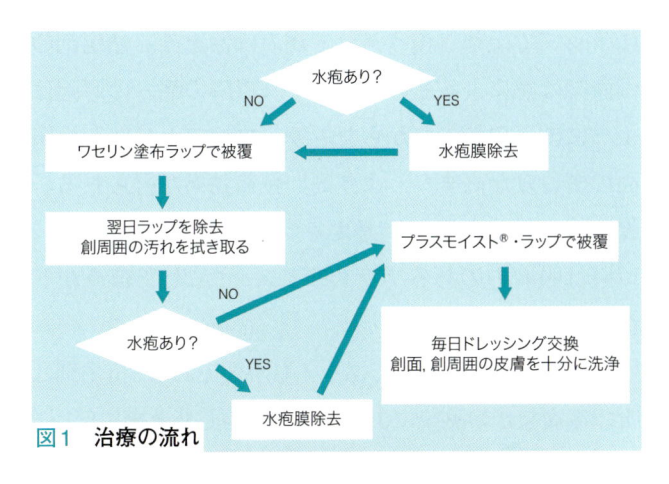

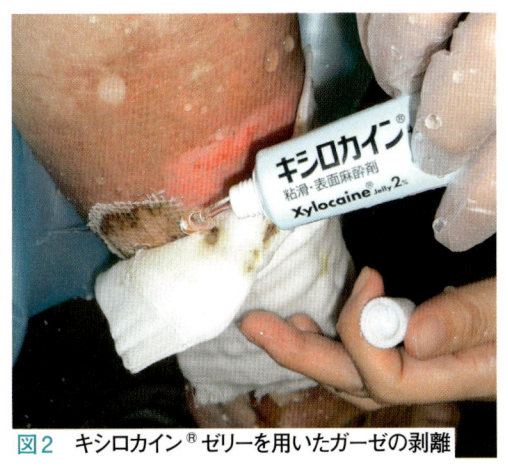

図2 キシロカイン®ゼリーを用いたガーゼの剥離

割程度の患者で創感染が見られ，しかもその全例で「温存した水疱」の部分に一致して圧痛と発赤が見られたことから水疱膜をすべて除去するようにしたが，それ以降，創感染はほとんど起きていない。

従来の熱傷治療では，鎮痛目的のために創部を十分に冷却したが，湿潤治療では長時間の冷却は不要であり，数分間冷却し

た後にラップで患部を覆うだけで痛みは治まる。熱傷創の痛みは受傷直後は熱によるものだが，それ以降の痛みの原因は後述するように創面の乾燥だからだ。ラップにワセリンを塗布すると創面の密着度が高まり，より高い鎮痛効果が得られる。

受傷直後は鎮痛を第一に考えてラップで創面を被覆するが，翌日以降は吸収力のあるプラスモイスト®にしたほうがドレッシングが簡単になる。

抗生剤はたとえⅢ度熱傷であっても不要である。抗生剤は発熱や局所の疼痛などの感染による症状が出現したときに使用する。

治療中に創周囲に汗疹が発生した場合には，患部を十分に洗ってステロイド軟膏を塗布する。膿痂疹が発生した場合には膿痂疹をすべて潰してプラスモイスト®を貼付し，抗生剤（第1世代セフェムかペニシリン系でよい）を内服させる。

Ⅰ度熱傷の治療

発赤のみで水泡形成のないⅠ度熱傷は直ちにワセリンを塗布したラップで覆う。小範囲のⅠ度熱傷ではハイドロコロイド被覆材の貼付でもよい。発赤が消退し痛みもなければ治療終了とする。

日焼けによる日光皮膚炎にもこの方法は有用で，すぐれた鎮痛効果を発揮する。

Ⅱ度熱傷の治療

通常，Ⅱ度熱傷は浅いⅡ度熱傷（SDB）と深いⅡ度熱傷（DDB）に分けて論じられているが，どちらも治療法は同じであり，湿

潤治療においてはSDBとDDBの違いは治療期間の長短でしかない。

　熱傷水疱の水疱膜は感染予防のため可及的に除去する。従来の教科書では「水疱は破らずに温存する」と説明しているが，水疱膜が破れない工夫はどこにも書かれておらず，いわば机上の空論に過ぎない。

　水疱膜除去後は直ちにワセリンを塗布したラップで覆う。ラップの上をさらに紙オムツかペット用シーツで覆い，包帯を巻いてラップを創面に密着させる。

　初診時，抗生剤は不要である。

　翌日は必ず診察して創と創周囲の皮膚の状態を観察する。新たな水疱が発生していたら水疱膜を除去する。翌日以降，筆者はプラスモイスト®貼付に切り替えている。もちろんラップによる治療を続けても構わないが，その場合は暑い時期では1日数回のラップ交換と創周囲の皮膚の洗浄が必要である。また浸出液が多い深いⅡ度熱傷ではOpWTも効果的である。

　浸出液が出なくなり，ツルツルした光沢のある皮膚が再生したらラップやプラスモイスト®による被覆は不要となるが，再生直後の皮膚は外力に弱いため，1週間程度ワセリンを塗布して包帯やサポーターなどで保護する。また，色素沈着を起こしやすいため，日光を通さないもので覆ったり遮光クリームを塗布したほうがよい。遮光は皮膚色が正常に戻るまで続けるが，通常3カ月以上は必要である。

図3　硬い壊死組織の切開

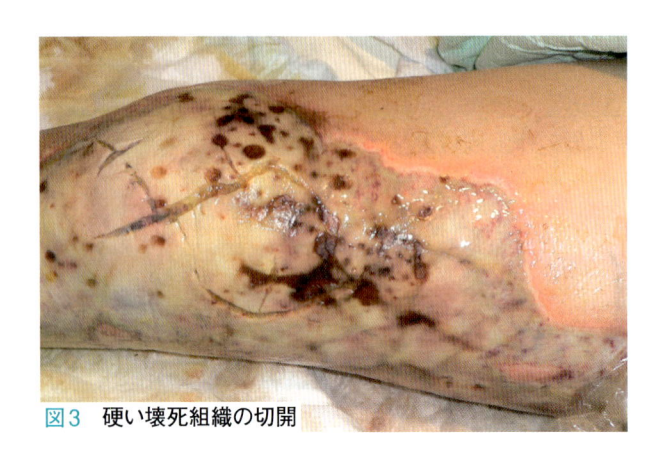

■─ Ⅲ度熱傷の治療

　表皮と真皮全層が熱により壊死した状態がⅢ度熱傷であり，従来は「Ⅲ度熱傷は自然に治癒しない」と考えられていたため早期デブリードマンと植皮が唯一の治療方法と考えられてきた。

　しかし，完全な皮膚全層欠損であっても創周囲の皮膚からの皮膚細胞の遊離で皮膚は再生し，しかも瘢痕拘縮はほとんど生じない。さらに後述するように，Ⅱ度熱傷かⅢ度熱傷かの診断は極めて難しく，両者の見分けがつけられるのは受傷後2カ月を経過してからである。

　以上から，初診時にⅢ度熱傷と思われた症例であっても湿潤治療で上皮化させ，瘢痕拘縮が生じたらそれを二次的に手術で修正するほうが患者にとってメリットが大きいことになる。

　Ⅲ度熱傷は浸出液が多いのでOpWT，あるいは「プラスモイスト®＋紙オムツ」か「ポリエチレン袋＋紙オムツ」で創を被覆する。

図4　壊死組織の自己融解

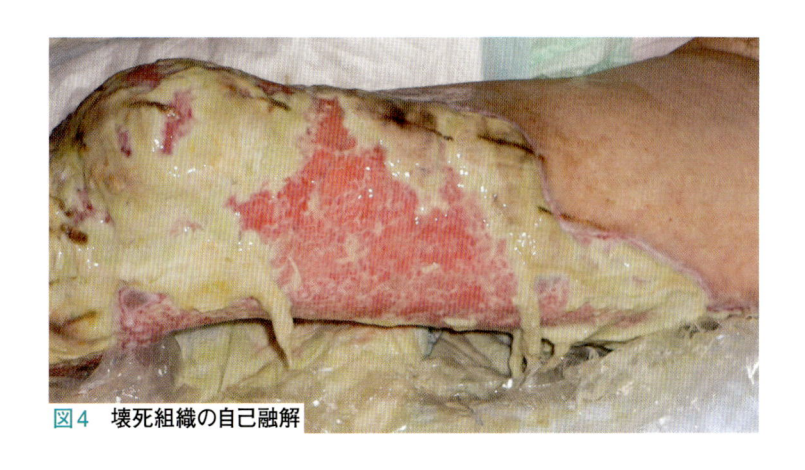

　壊死組織は早期に切除する必要はない。羊皮紙様の硬い壊死組織であっても，硬い表面部分を切開して柔らかい組織が出れば十分であり，出血する深さまで切開を加える必要はない（図3）。通常，切開に麻酔は不要である。なぜこれで十分かと言えば，この切開の目的は壊死組織の除去ではなく，壊死組織の下に溜まっている組織液のドレナージのルートを確保し，感染源（＝貯留した液体）を除去することにあるからだ。羊皮紙様に硬化した壊死組織でも表面を切開して乾燥を防いでおけば，数日で軟化して自己融解により肉芽面から剥離してきて，攝子で摘んだだけでも壊死組織は除去できるようになる（図4）。ドレナージが効いていれば，大量の壊死組織があっても感染は起こらない。

　また，壊死組織から細菌が検出されることは自然現象であり，創部痛や発熱などの感染症状がなければ細菌の存在を気にする必要はない。

　Ⅲ度熱傷であっても感染症状がなければ抗生剤の投与は必要ない。

第3章 局所治療法

◼︎ 疼痛に対する治療

　湿潤療法による熱傷治療では創部痛はほとんど発生しない。受傷直後を除くと熱傷の痛みの原因は後述するように創面の乾燥であり，乾燥を防ぐだけで疼痛は消退するからである。

　治療の経過中に突然痛みが発生することがあるが，これは創感染の局所症状であり，抗生剤の投与と残存水疱（＝感染源）の除去により疼痛は消退する。NSAIDsなどの鎮痛剤は対処療法に過ぎず，気休め程度の効果しかない。

●参考文献
1) これでわかった！褥瘡のラップ療法—部位別処置事例集．鳥谷部俊一，三輪書店

第4章

治療症例

1 顔面・頭部熱傷

症例 1

　30代男性。顔面に熱湯を浴び，翌日当科を受診した。前額部，眼瞼，鼻背，両側頬部，下顎部，右頸部などに水疱形成を伴う熱傷創を認めた（図1）。直ちに水疱膜を可及的に除去し，前額部，鼻背，眼瞼，頬部，頸部は薄いハイドロコロイド被覆材で被覆し，下顎部はプラスモイスト®で被覆した（図2）。翌日の状態を示すが，かなりの部分が上皮化していることがわかる（図3）。10日後，瘢痕を残さずに治癒した（図4）。

　鼻部や眼瞼，頸部のように凹凸のある複雑な形状をしている部分の熱傷にはハイドロコロイド被覆材は最もよい適応となる。この症例の場合には下顎部はヒゲが生えていたためにハイドロコロイド被覆材が使えず，この部分にだけプラスモイスト®を貼付している。

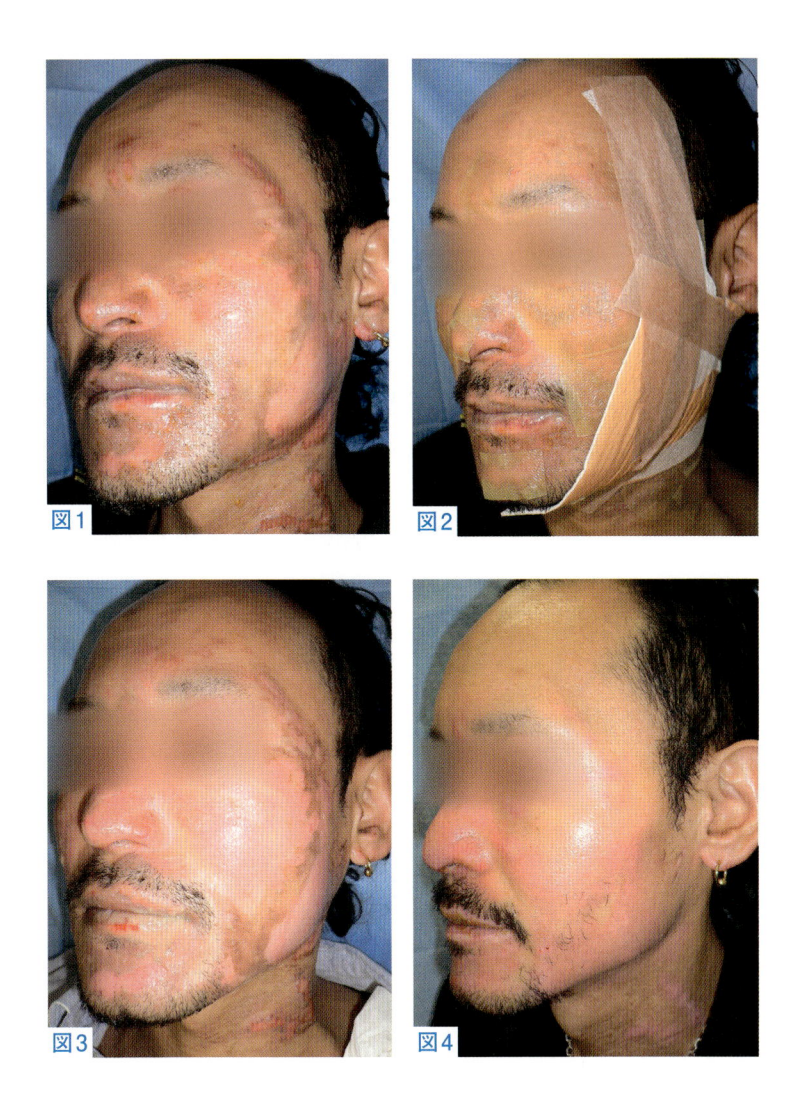

1 顔面・頭部熱傷

図1

図2

図3

図4

第4章 治療症例

症例 2

30代女性。熱湯で右顔面に熱傷を受傷し，直ちに当科を受診した。右前額部，上眼瞼，頬部，下口唇などに水疱形成を認め，水疱膜はすでに破れていた（図1）。残っている水疱膜をすべて除去し，ハイドロコロイド被覆材で被覆（図2）。5日後には頬部は上皮化した（図3）。40日後の状態（図4）を示すが瘢痕を残さずに治癒している。

再生直後の皮膚はこのように赤みが強いが，遮光を続けることで数カ月で正常の皮膚色に戻る。

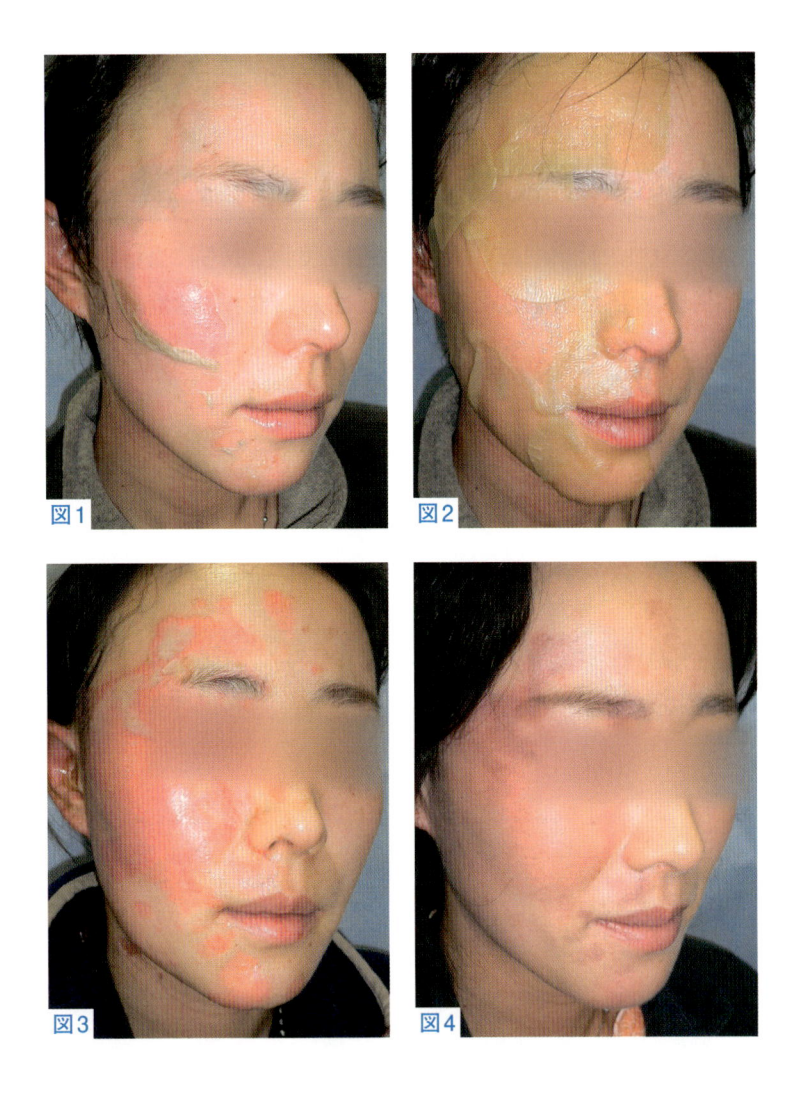

1 顔面・頭部熱傷

図1

図2

図3

図4

第4章 治療症例

症例 3

　40代女性。仕事中に右顔面に熱傷を受傷。直ちに当科を受診した。右頬部に水疱形成を認めた（図1）。直ちに水疱膜をすべて除去し（図2），プラスモイストで被覆した。翌日の状態（図3），受傷5日後の状態を示す（図4）。受傷13日後，瘢痕を残さずに治癒している（図5）。

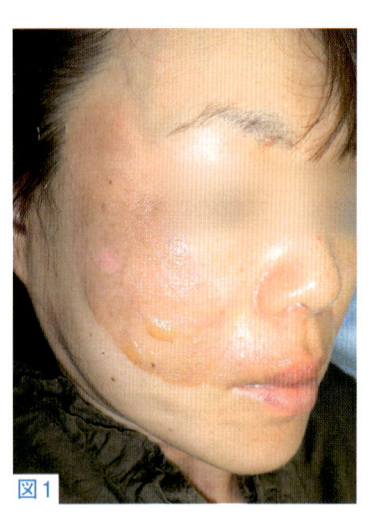

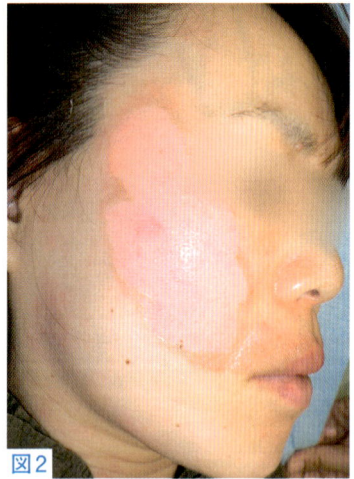

図1

図2

1 顔面・頭部熱傷

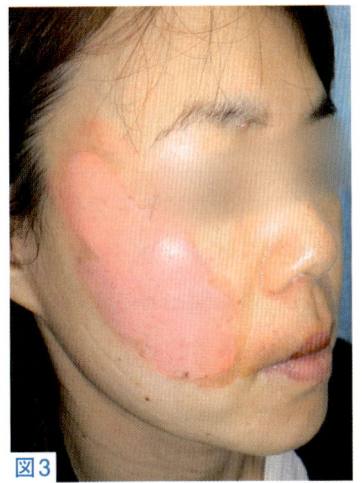

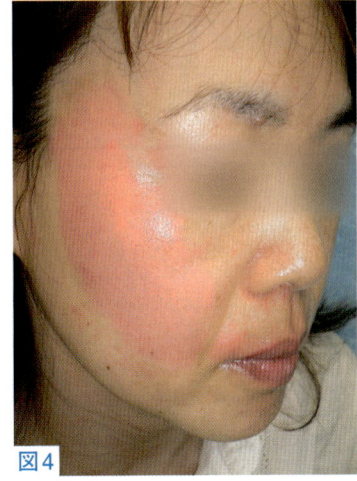

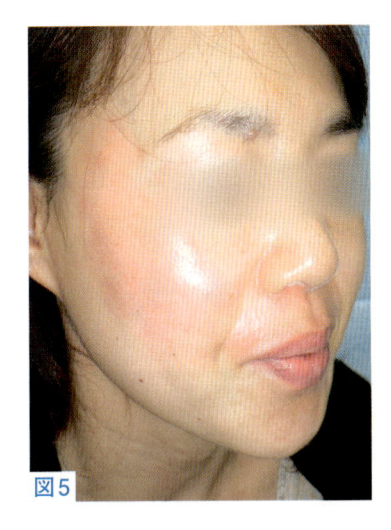

図3

図4

図5

69

症例 4

40代女性。瞬間湯沸器を使っている最中に意識消失発作を起こし，顔に熱湯を浴びている状態で夫に発見された。直ちに当院救急外来を受診し，リンデロン® VG軟膏を塗布するように説明され，2日後，当科を受診した。救急外来受診時，既に皮膚は弾力を失って白くなっていた。

当科初診時，左頬部の皮膚は白色で固く，褐色の水疱膜が固着していた（図1）。ハイドロコロイドで被覆し，翌日には水疱膜は融解した（図2）。以後，ハイドロコロイドで治療を続けた。受傷9日後に白色壊死となったが（図3），翌日，自然に融解して簡単に除去できた（図4）。その後，創面の中心部に皮膚が出現して急速に拡大し，受傷16日後には2／3が上皮化した（図5）。受傷27日後の状態（図6），82日後の状態（図7）を示す。

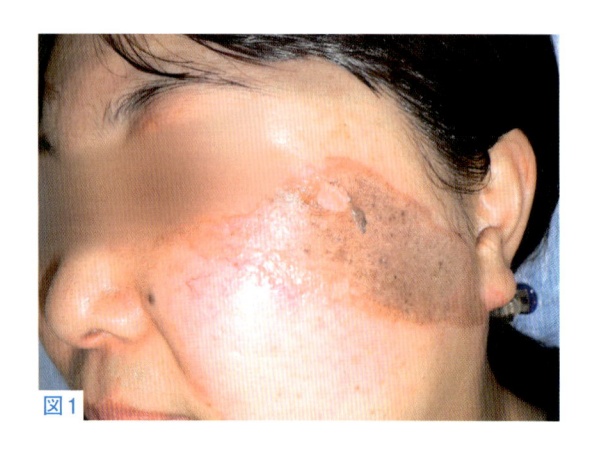

図1

1 顔面・頭部熱傷

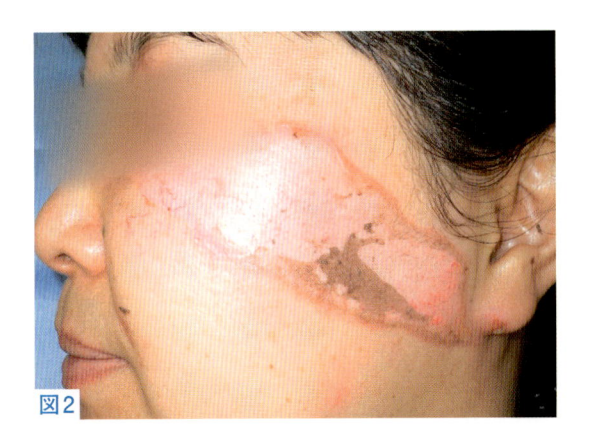

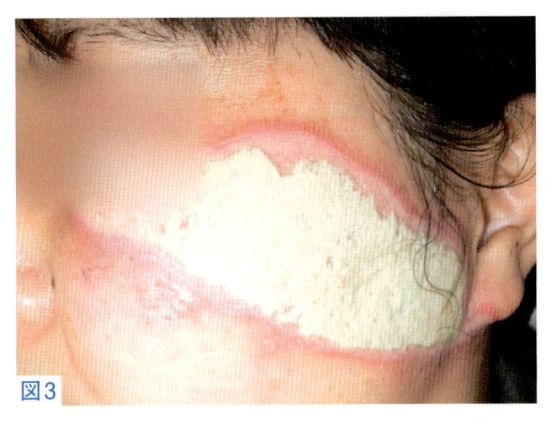

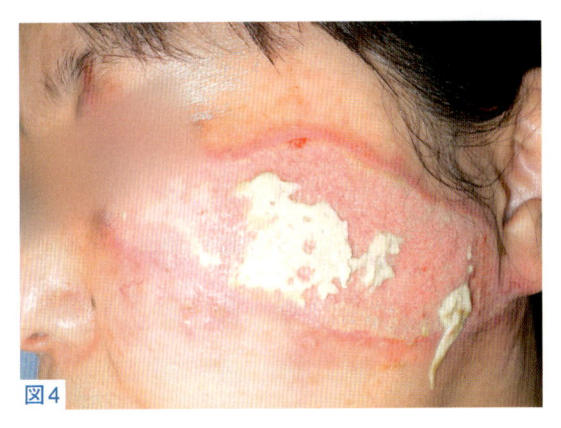

図2

図3

図4

71

第4章 治療症例

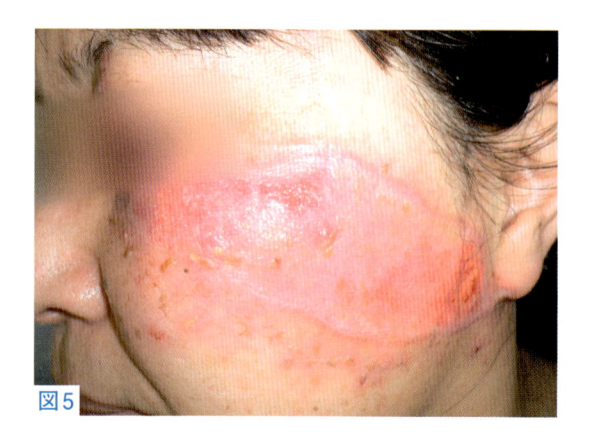

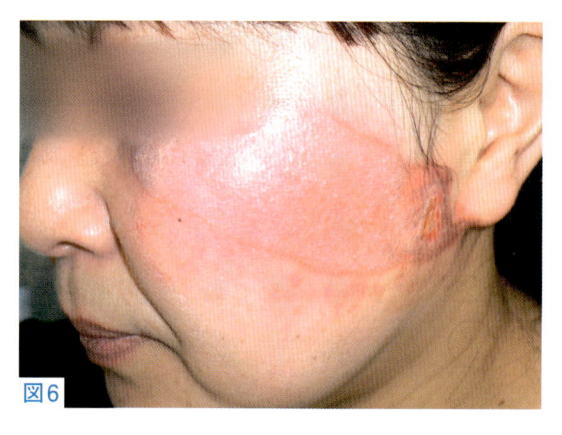

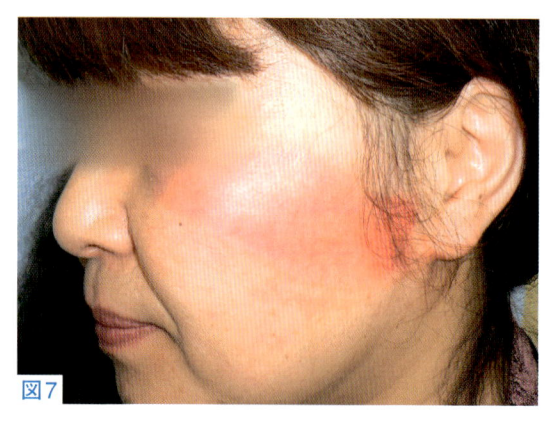

図5

図6

図7

72

症例 5

　60代女性。既往歴として糖尿病，糖尿病性腎不全があり，週3回の人工透析を受けている。

　調理中にコンロの火が首に巻いていたスカーフに引火して熱傷を受傷し，直ちに透析を受けている病院に救急車で搬送され，受傷3日後に当科を紹介された。顔面全体（前額部，眼瞼，鼻尖部，左頬部，両側耳介），頭皮，項部に熱傷創を認めるが，前額部の皮膚は硬化していた（図1）。なお，前医ではゲーベン®クリームを塗布したガーゼで創を覆っていた。

　直ちに残っている水疱膜を除去し，前額部〜耳介，項部はプラスモイスト®で被覆し，鼻尖部と頬部はハイドロコロイド被覆材を貼付し，頭皮の創には白色ワセリンを塗布した（図2）。受傷

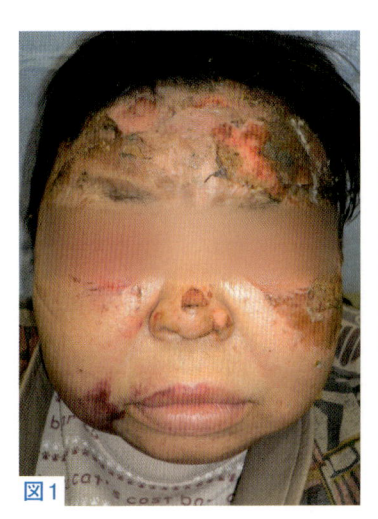

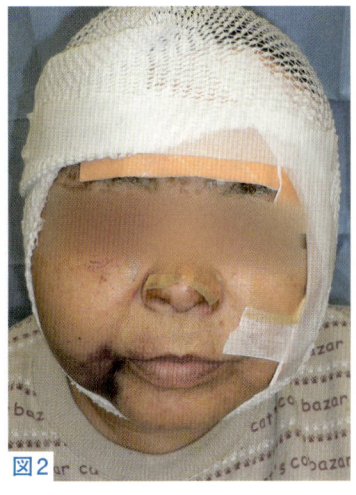

図1

図2

第4章　治療症例

7日後（図3），11日後（図4）の状態を示すが，前額部，外眼角部，両側耳介は全層壊死と思われた。なお，当科初診以降は抗生剤を一切使用していない。また，患者と患者家族には過去の熱傷治療例の経過写真を見せて湿潤治療について理解を求めた。

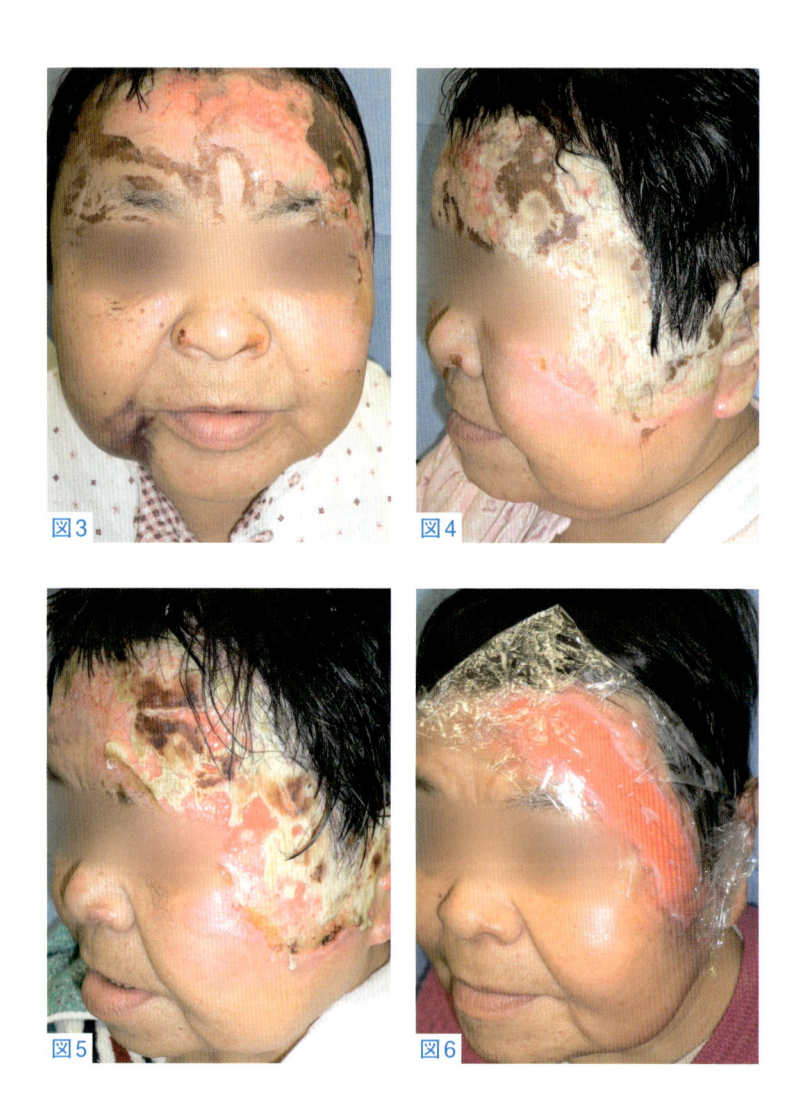

図3

図4

図5

図6

1　顔面・頭部熱傷

　受傷17日後（図5）に，患者の希望により退院となり，人工透析もあるため月に1度の通院となった．自宅ではワセリンを塗布したラップで創面を覆うのみとした（図6）．

　受傷48日後（図7），62日後（図8）と経過し，88日後にす

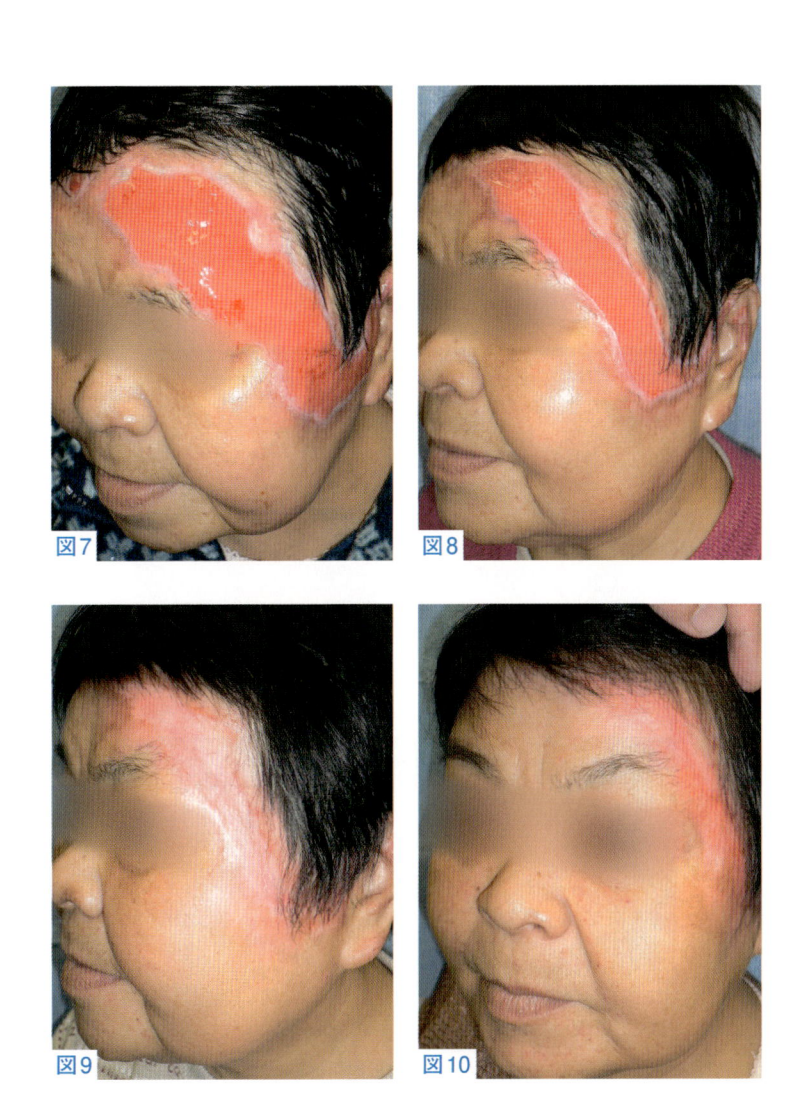

図7

図8

図9

図10

べて上皮化した（図9）。受傷167日後の状態を示すが，瘢痕は目立たず（図10），左眉毛外側がやや挙上しているが閉眼（図11），開眼（図12）ともに問題なく，Ⅲ度熱傷にもかかわらず瘢痕拘縮が起きていないことがわかる。

また，48日後の写真（図7）と62日後の写真（図8）から明らかなように，前額部の上皮化は眼瞼側からでなく頭皮側より進んでいる。すなわち，眼瞼の運動を妨げないように上皮化が進行していて，その結果として瘢痕拘縮が発生しなかったと考えられる。

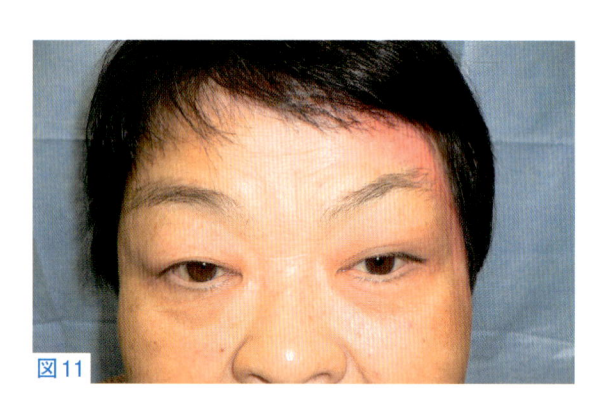

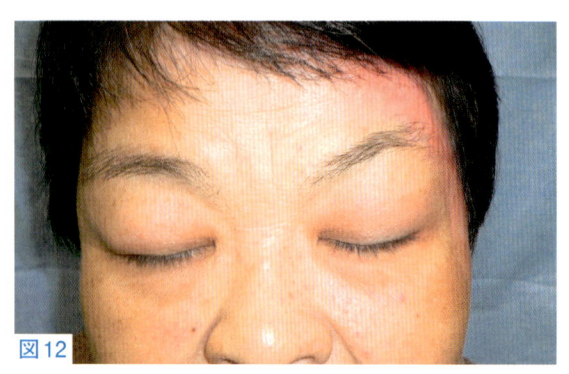

図11

図12

2 上肢熱傷

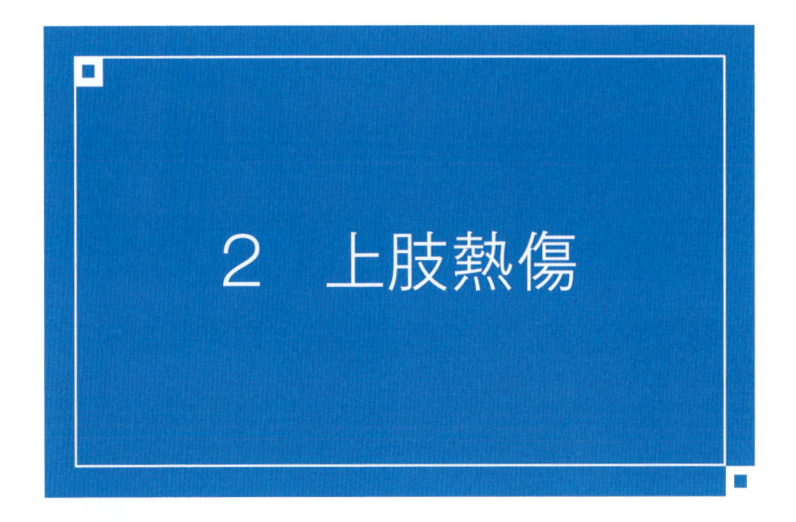

症例 6

　60代男性。熱湯により右上肢に熱傷を受傷。同日，当科を受診した。

　初診時，右肩から右前腕外側にかけて水疱形成を認め（図1），直ちに水疱膜を除去し（図2），ワセリンを塗布したラップで創面を覆い翌日からはプラスモイスト®で被覆した。3日後（図3），11日後（図4）の状態を示す。

第4章 治療症例

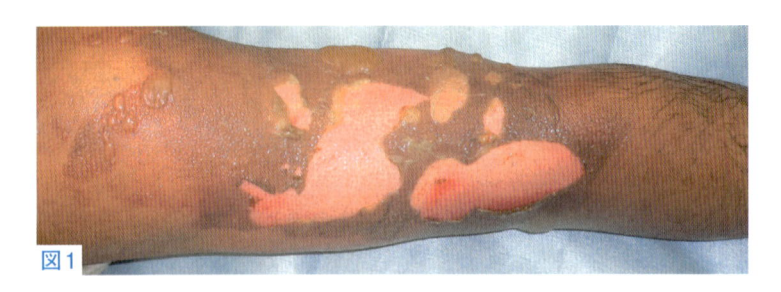

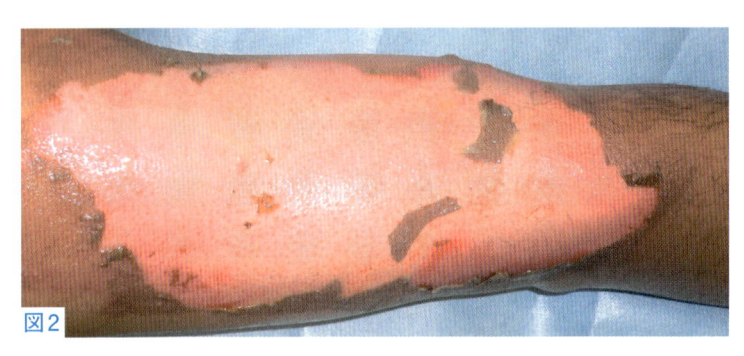

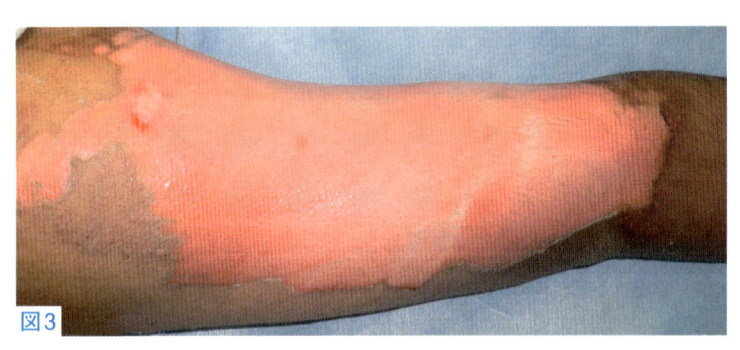

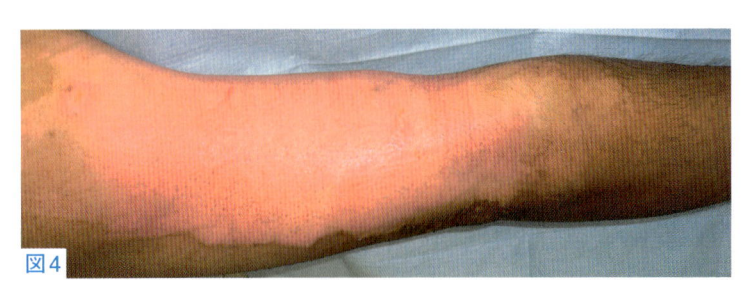

図1

図2

図3

図4

症例 7

60代女性。熱湯により右上肢に熱傷を受傷し，同日当科を受診。

右上腕から前腕の2/3周に水疱形成を認めた（図1）。可及的に水疱膜を除去し（図2），ワセリンを塗布したラップで被覆した。なお，前腕尺側の水疱膜の下には水疱液はなく創面に密着していたため，感染源にならないと判断し除去はしていない。

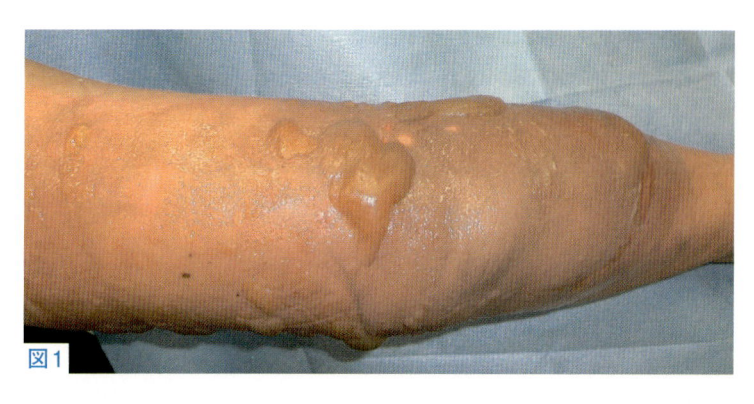

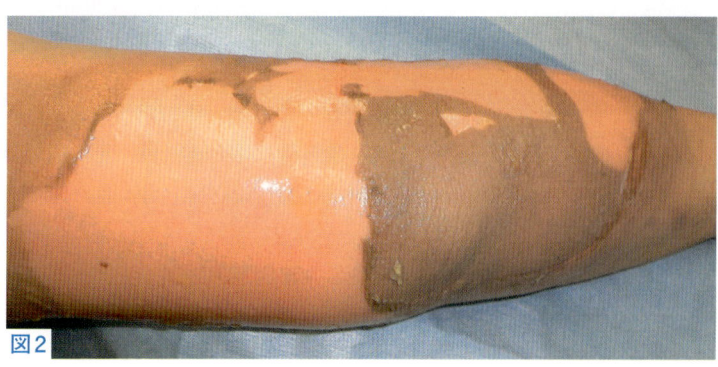

図1

図2

第4章 治療症例

浸出液が多いため受傷2日後からOpWTでの被覆に切り替えた（図3）。7日後（図4），23日後（図5），そして253日後（図6）の状態を示す。

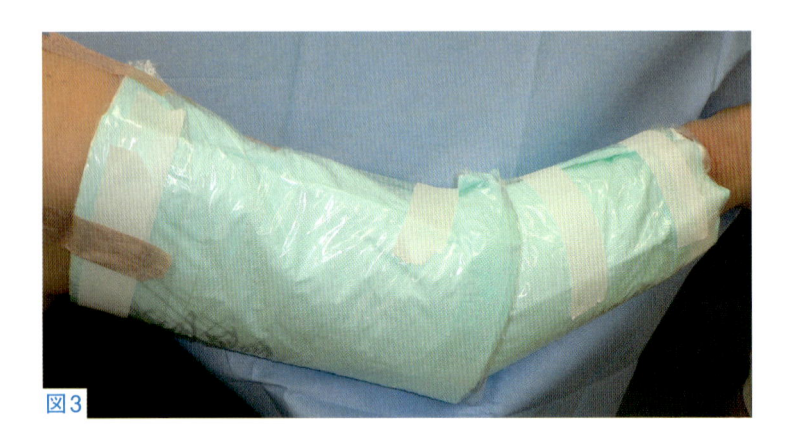

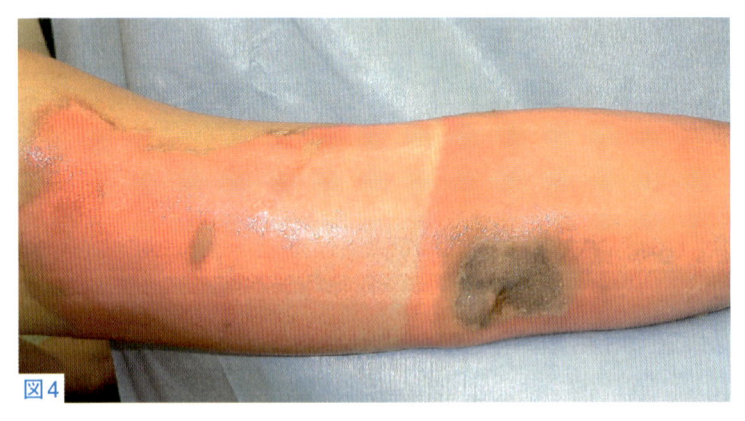

図3

図4

23日後（図5）では上腕に毛孔に一致してやや黒ずんだ色調の皮膚がみられるが，8カ月後の状態をみると正常な皮膚色に戻っていることがわかる（図6）。

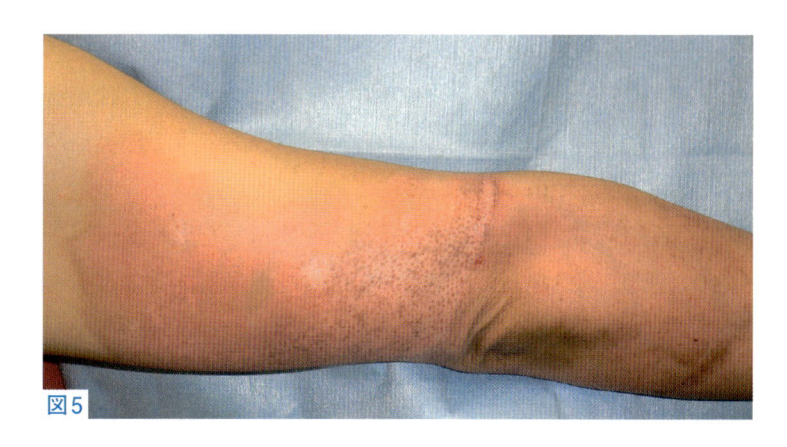

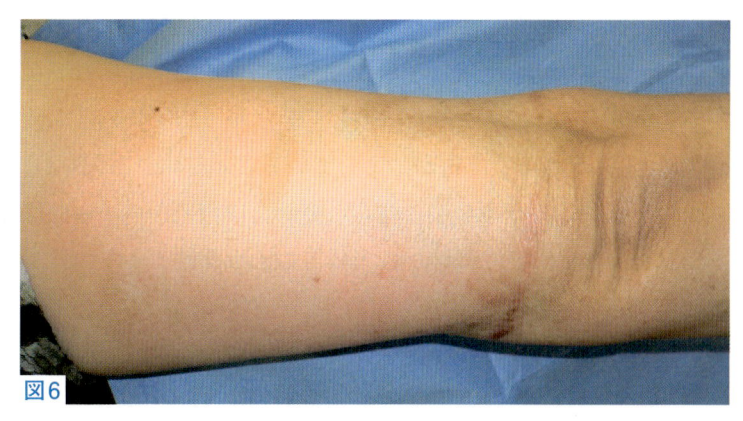

図5

図6

症例 8

　30代女性。熱湯を左上肢に浴びて熱傷を受傷。直ちに大学病院形成外科を受診し治療を受けていて，植皮をしなければ治らないと説明を受けたが不安になり，インターネットで湿潤治療のことを知り，受傷から5日後に当科を受診した。

　初診時，患部はゲーベン®クリームを塗布したガーゼで厚く覆われ，ガーゼは創面に固着していた。それを除去すると上腕から前腕にかけてのほぼ全周性の熱傷であったが，ゲーベン®クリーム・ガーゼが直接創面に固着していた部分は白色壊死組織が付着していた（図1矢印）。この壊死組織を除去したところ，その部分は白く変性し，毛孔はほとんど残っていないようにみえた。一方，水疱膜が残っていた部分（＝水疱膜に守られてゲーベン®クリームが創面に直接接していなかった部分）は血流がよく，毛孔からの上皮化が始まっていることがわかる（図2）。写真右側（矢印）が水疱膜に守られていた部分である。創面はプラスモイスト®で被覆した。当科での治療開始3日後（図3）の状態を示すが，ゲーベン®クリームが直接接触していた中央部分はまだ白っぽく循環不良である。19日後（図4）には中央部分を除き上皮化した。125日後（図5），161日後（図6）と経過し上皮化した。初診から335日後（図7），軽度の肥厚性瘢痕はみられるが瘢痕拘縮はなく，皮膚色も正常に近づき，患者は非常に満足している。

　患者は大学の研究者であるが，当科での治療開始数日間は仕事を休んだが，それ以後は毎日研究に従事していて，仕事への

2 上肢熱傷

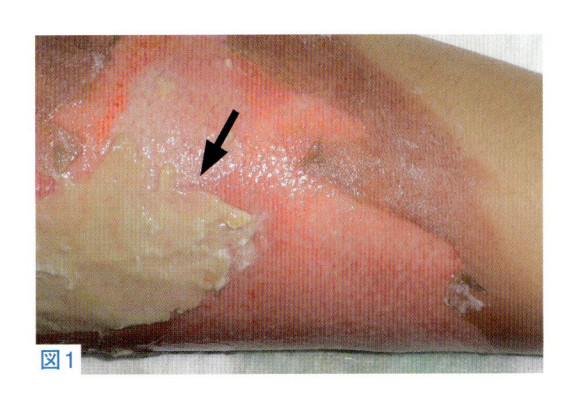

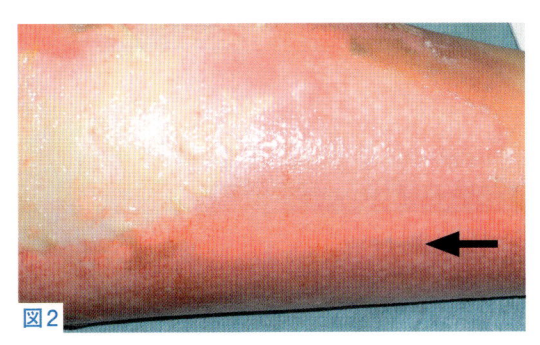

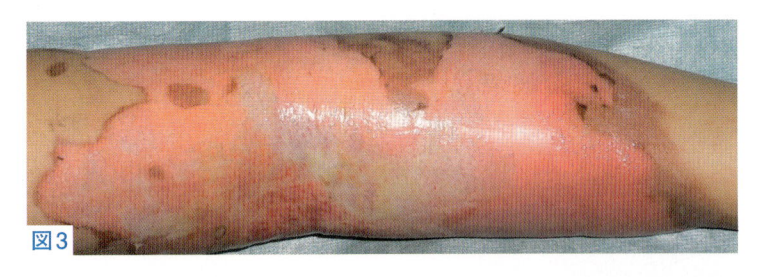

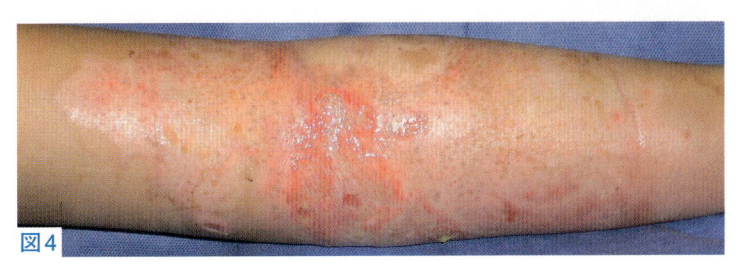

図1

図2

図3

図4

83

| 第4章 | 治療症例 |

影響はほとんどなかったとのことである。

　なお，治療の全期間を通じ，患部，特に左肘関節は積極的に動かすように指導し，安静にしないように説明した。肘関節を安静にしておけばもっと早い時期に上皮化が得られたと思われるが，その場合，瘢痕拘縮は必発だったと想像される。

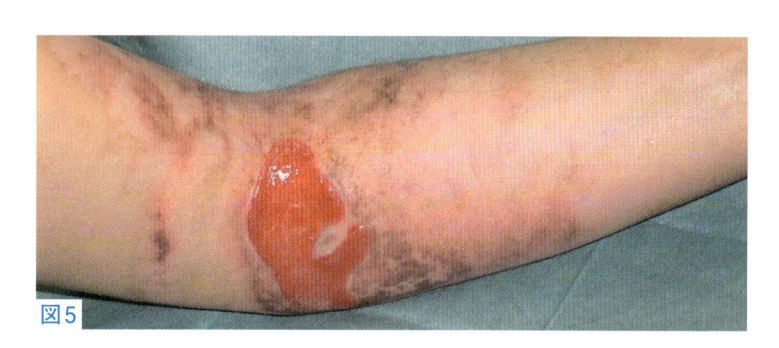

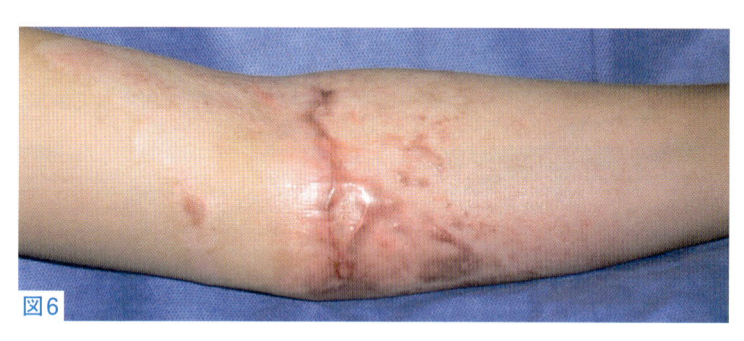

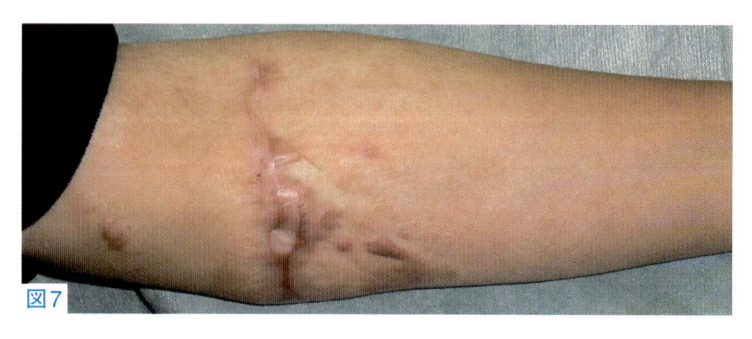

図5

図6

図7

症例 9

1歳6カ月女児。鍋をひっくり返して右前腕に熱傷を受傷し，大学病院に救急車で搬送された。診察した形成外科医は両親に，植皮が必要な熱傷であり植皮をしなければ機能障害が残り敗血症で死亡する危険性が高いと説明した。帰宅後，両親がインターネットで検索して受傷翌日に当科を受診した。

創部は厚くガーゼで覆われ，創面に直接貼付されていたソフラチュール®ガーゼは創面に固着していた。直ちに水疱膜をすべて除去し（図1），白色ワセリンを塗布したラップで覆い，以後，1日1回のラップ交換を行った。治療開始4日後（図2）ですでに大部分が上皮化し，15日後（受傷16日後）に瘢痕を残さずきれいに治癒し，機能的にまったく問題はない（図3）。

なお，大学病院での治療後，ずっと泣いていたが，ラップで創面を覆った後すぐに泣き止んだ。湿潤治療で熱傷の痛みが治まることを確信した最初の症例である。

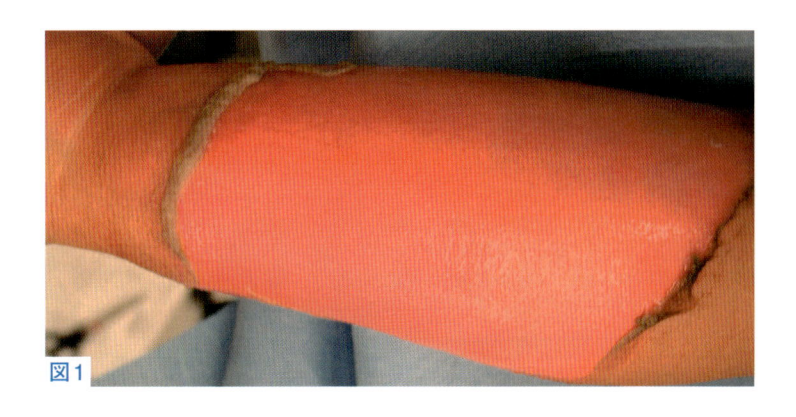

図1

第4章　治療症例

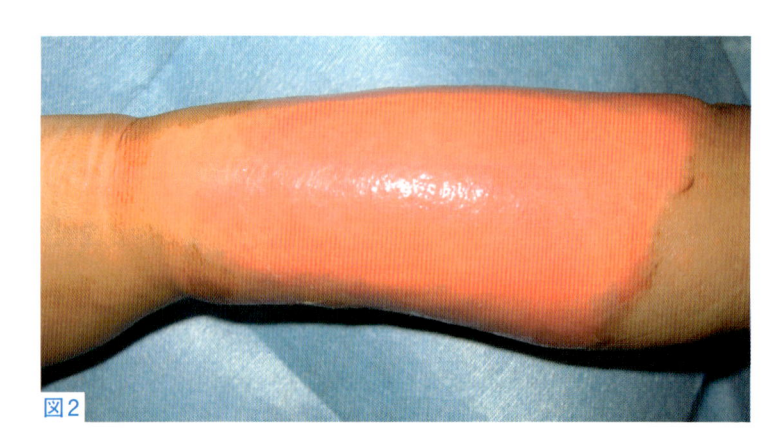

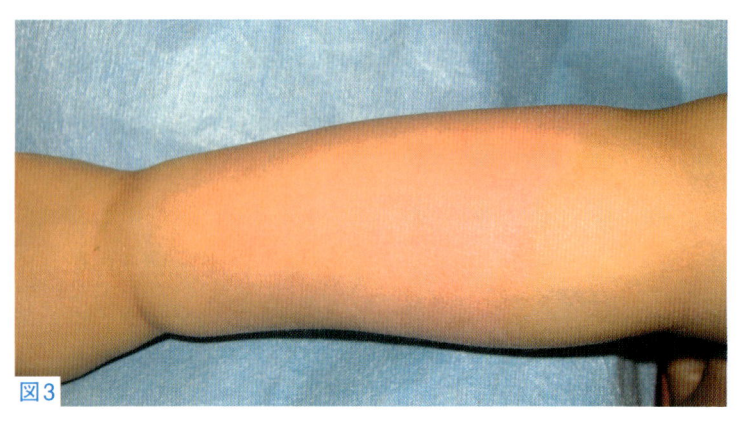

図2

図3

症例 10

60代男性。作業中に使用していたシンナーに引火し、左上肢、右下肢に熱傷を受傷。直ちに総合病院形成外科に入院となった。受傷12日後に主治医より創感染が起きていて手術（植皮）が必要と言われたが、以前読んだ湿潤治療の新聞記事を思い出し、受傷17日後に当科を受診した。なお、前医では消毒とゲーベン®クリーム・ガーゼで治療を行っていた。

当科初診時（受傷17日後）の状態であるが、左前腕伸側（図1）、右下肢伸側（図2）、右足背（図3）に熱傷潰瘍を認め、前腕と足背はⅢ度熱傷の状態と思われた。前腕、大腿、足背は黄

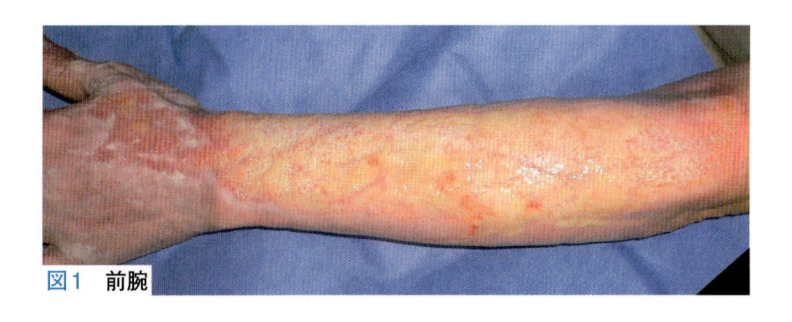

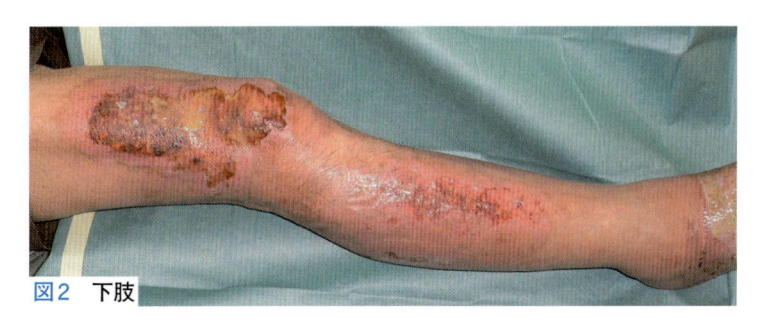

図1　前腕

図2　下肢

色の壊死組織が固く創面に固着していた。ゲーベン®クリームを完全に洗い落とした後，プラスモイスト®で創部を被覆した。初診から8日後，黄色壊死は自然に融解し，全層壊死と思われた遠位部の創中央に2カ所の白い「皮膚の島」が出現した（図4矢印）。初診から16日後（図5），さらに数カ所の「島」が出現し，周辺からの上皮化も進んでいる。初診から37日後（図

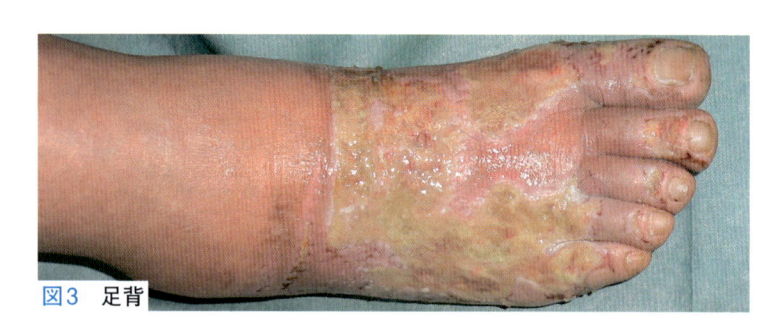

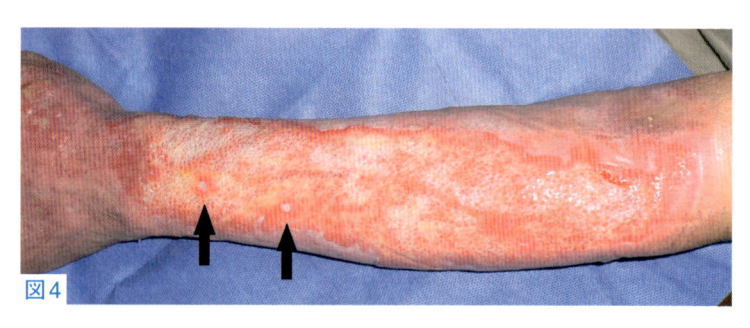

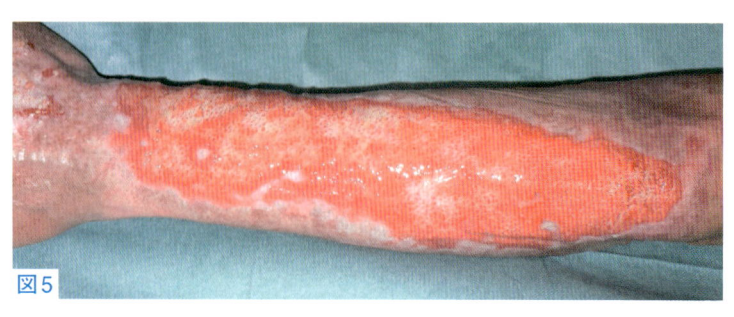

図3　足背

図4

図5

6），58日後（図7）と上皮化と創収縮が進み，101日後（図8）に軽度の肥厚性瘢痕を残して上皮化した。瘢痕拘縮はなく，上肢の運動にも特に問題はない。大腿は37日目に上皮化した（図9）。足背の101日後の状態を示すが，瘢痕拘縮は生じていない（図10）。

この症例の前腕はⅢ度熱傷のように見えるが，治療開始8日

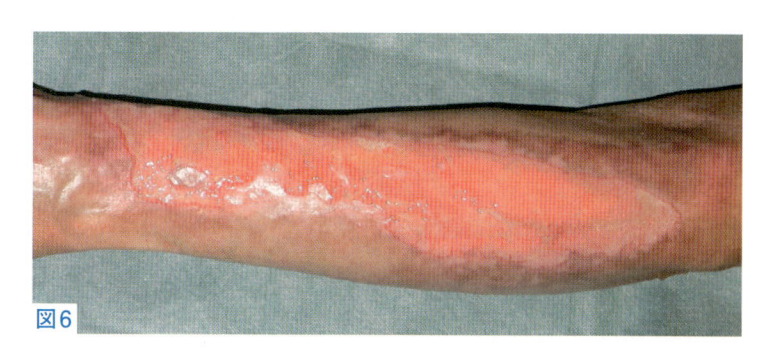

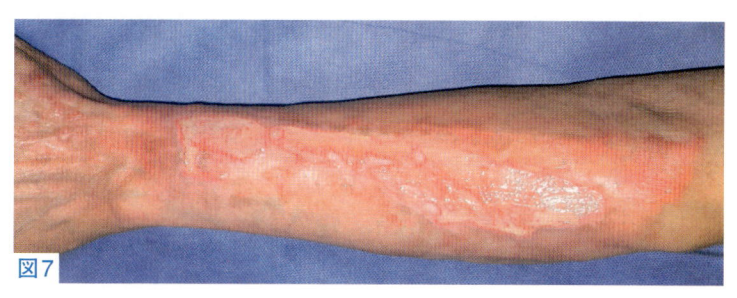

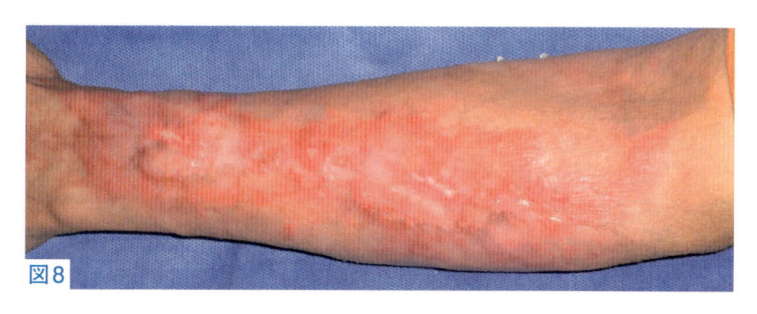

図6

図7

図8

後（図4）に潰瘍中央に「皮膚の島」が出現していることから明らかなように，真皮下層の毛孔に損傷は及んでいないことを示している。すなわちこの前腕はⅢ度熱傷でなくⅡ度熱傷である。

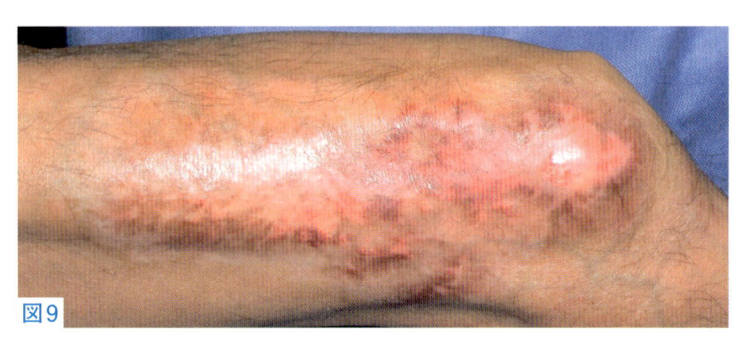

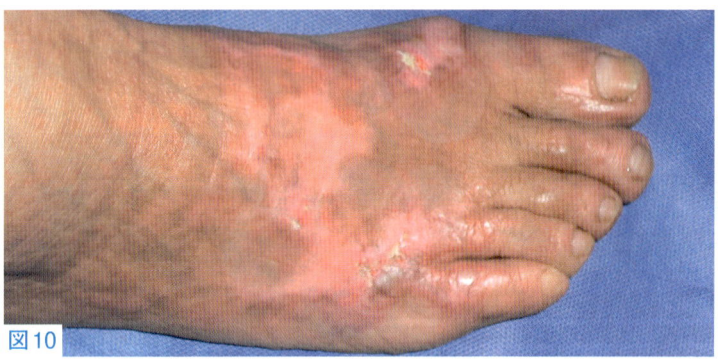

図9

図10

2 上肢熱傷

症例 11

　50代男性。脳梗塞の既往歴があり，左片麻痺がある。自宅でストーブの上のヤカンをひっくり返して左上肢，腹部の熱傷を受傷。直ちに当科を受診した。

　左前腕遠位2/3の全周，及び手掌，手背に水疱形成を認め，水疱膜を可及的に切除し，白色ワセリンを塗布したラップで被覆した（図1，2）。翌日の状態を示すが，疼痛はまったくなかった（図3，4）。9日後に伸側が上皮化し（図5），22日後に屈側もすべて上皮化した（図6）。

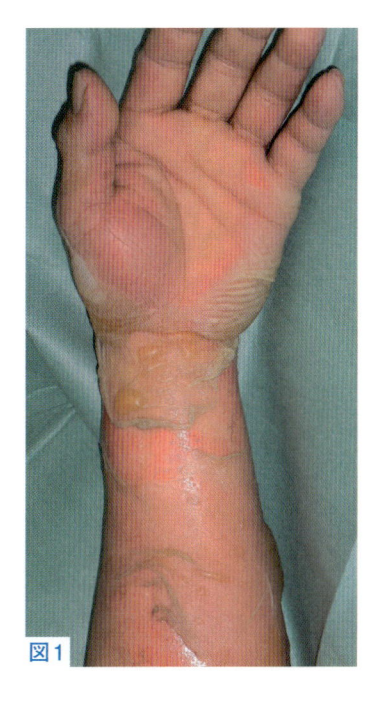

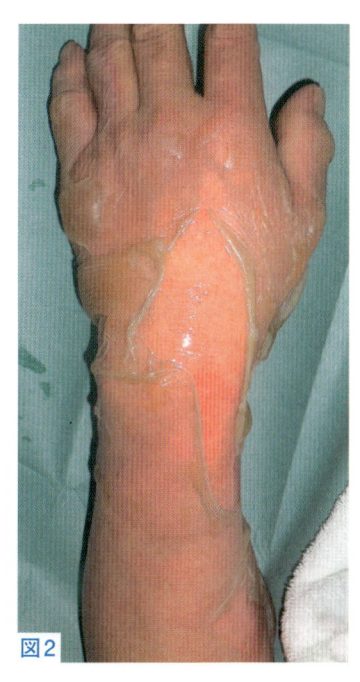

図1

図2

第4章　治療症例

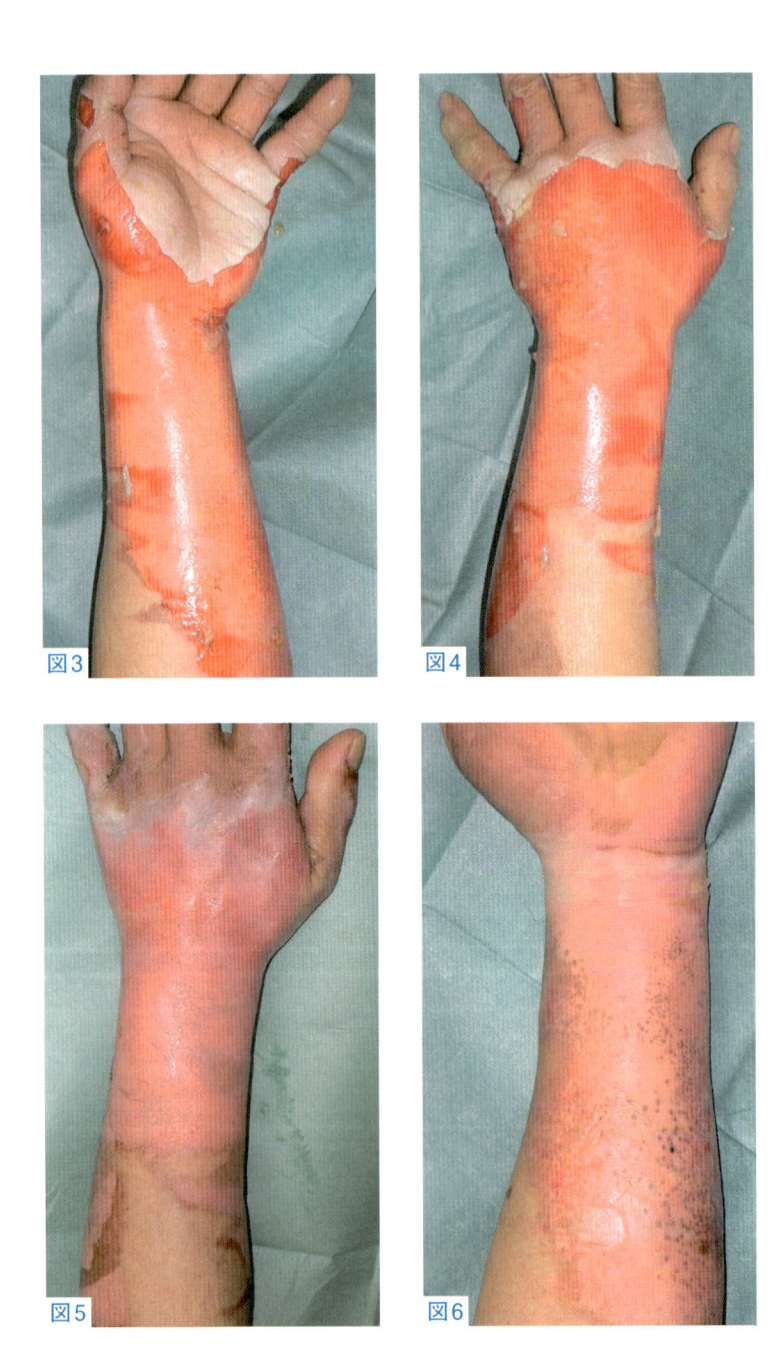

図3

図4

図5

図6

2 上肢熱傷

症例 12

　2歳4カ月女児。ストーブに右手をつけて熱傷を受傷。以前から湿潤治療について知っていたため，ワセリンを塗布したラップで覆い，2日後に当科を受診した。なお，受傷直後は激しく泣いていたがラップで覆った直後に泣き止み，普通に右手を使って遊んでいたとのことである。

　当科初診時，右手掌全体に及ぶ水疱形成を認めた（図1）。直ちに水疱膜を除去し，ミトン状にしたプラスモイスト®（図2）で被覆した（図3）。翌日，プラスモイスト®を除去して水道水で洗浄したが，まったく痛がる様子はなかった。初診翌日（図

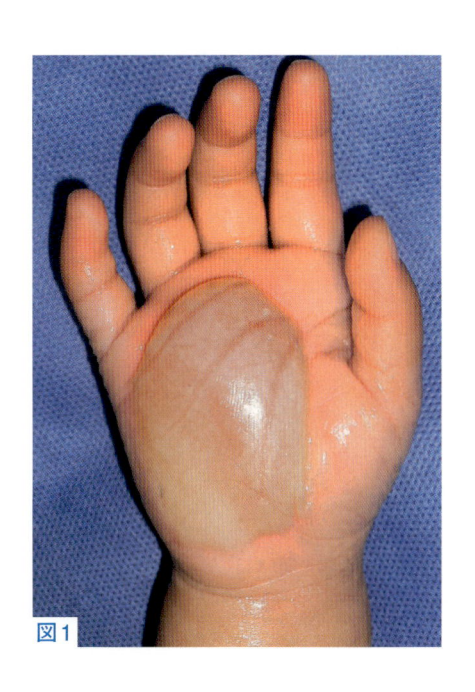

図1

第4章 治療症例

4),4日後(図5)と良好に経過し,7日後に上皮化した(図6)。11日後の状態を示す(図7)。

なお,この「ミトン状プラスモイスト®」であるが,図3に示すように手掌部の熱傷では先端を密封する必要はない。

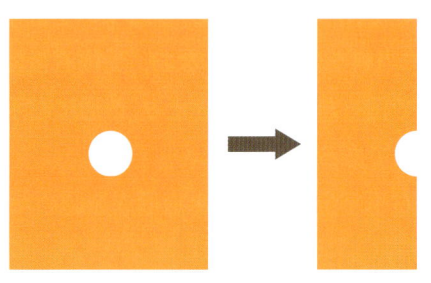

プラスモイスト®中央に母指が通るサイズの穴をあける

二つ折りにして穴から母指を出し,手全体を覆う

図2 ミトン状にしたプラスモイスト®

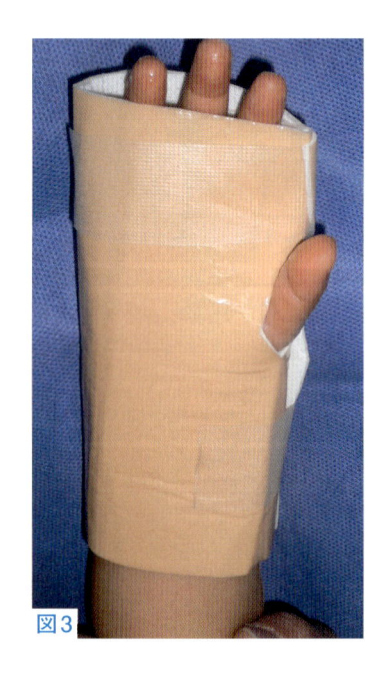

図3

2 上肢熱傷

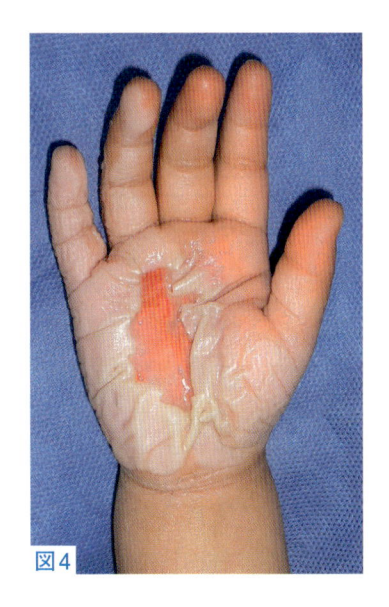

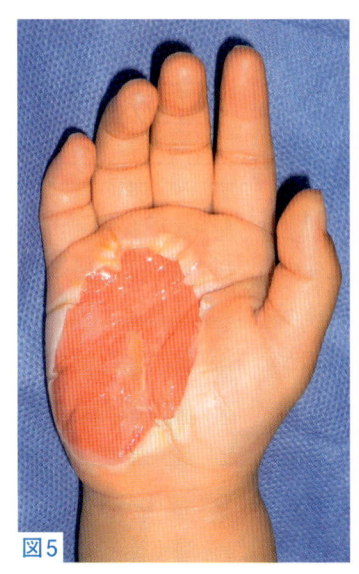

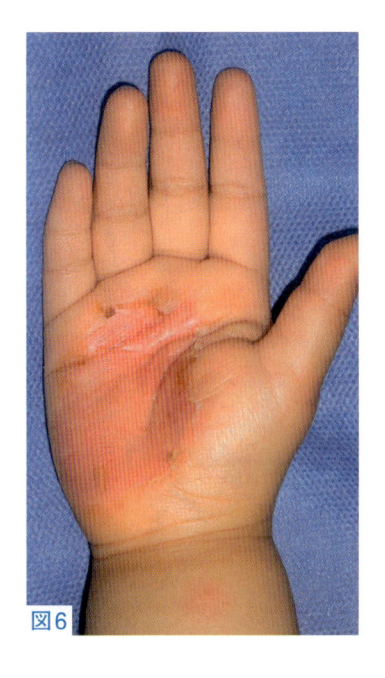

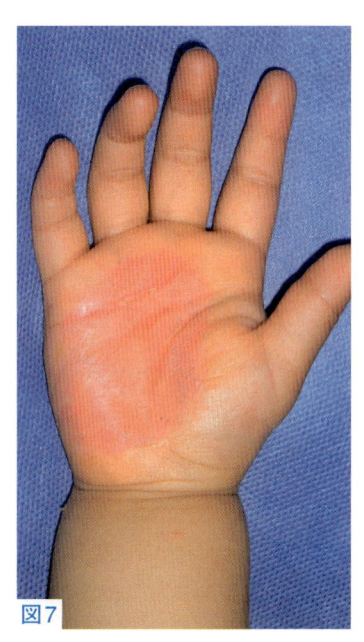

図4

図5

図6

図7

症例 13

　11カ月女児。鍋の熱湯で右前腕，右手に熱傷を受傷し，翌日，近くの総合病院形成外科を受診し入院となった。主治医より皮膚移植をしなければ治らず機能障害を起こすと説明されたが，両親がその説明に納得せず，インターネットで検索して当科の治療を知り，受傷5日後に当科を受診した。主治医からの紹介状によると，熱傷深度はSDB〜DDBであり，フィブラスト®スプレーの水疱内注入を行い，エキザルベ®軟膏とシリコンガーゼで創部を覆う治療を行っていた。また，経口摂取ができないために補液を行っていた。

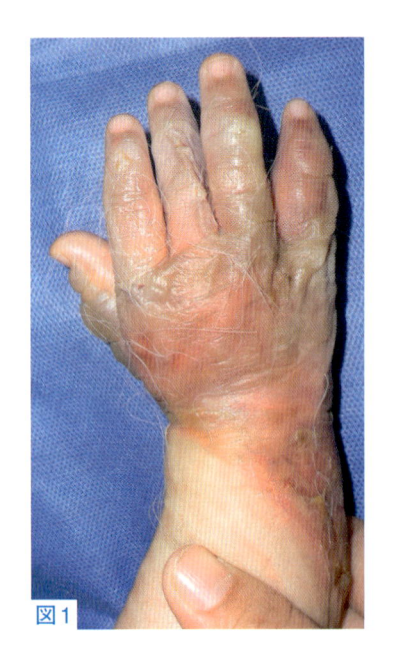

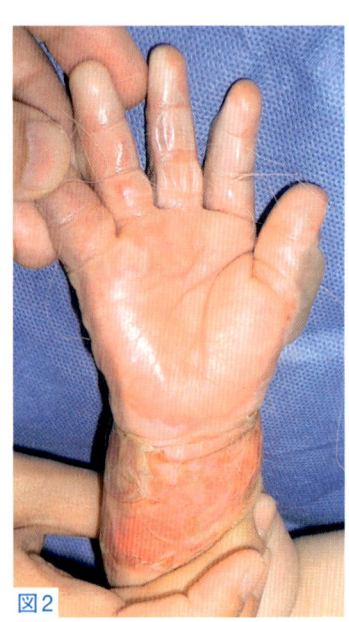

図1

図2

初診時の状態を示すが，右前腕遠位部全周，及び手背，全手指背側の熱傷で，創部は水疱膜で覆われていた（図1，2）。直ちに水疱膜をすべて除去したところ，創部は浅いSDBであってDDBでないことが明らかであった（図3）。創部は前腕と手全体をミトン状にしたプラスモイスト®で被覆した。初診から7日後（受傷12日後）にはすべて上皮化した（図4）。29日後の状態を示すが，瘢痕を残さず機能障害もなく，きれいに治癒している（図5）。

前医（形成外科医）はこの熱傷をSDB～DDBと診断し，皮膚移植が必要と両親に説明しているが，創面を見ずにDDBと診断したことになる。

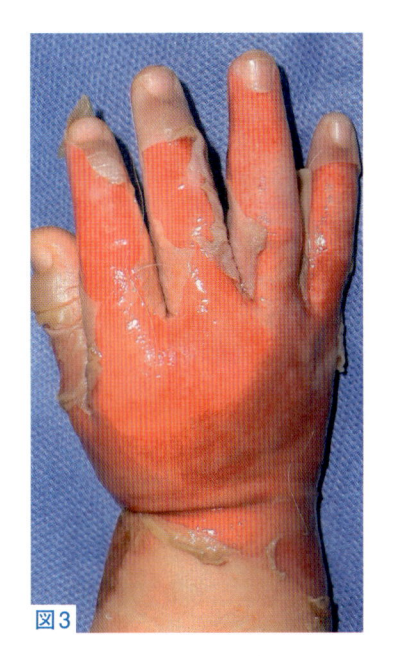

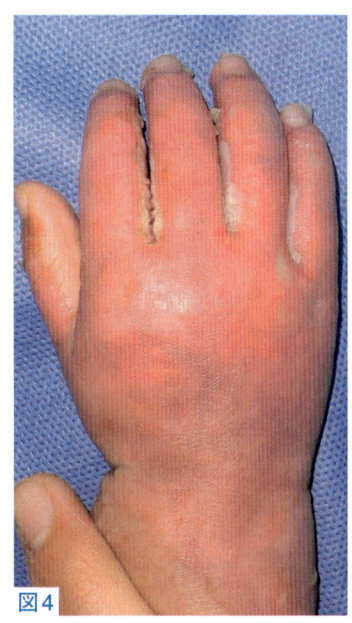

図3

図4

第4章 治療症例

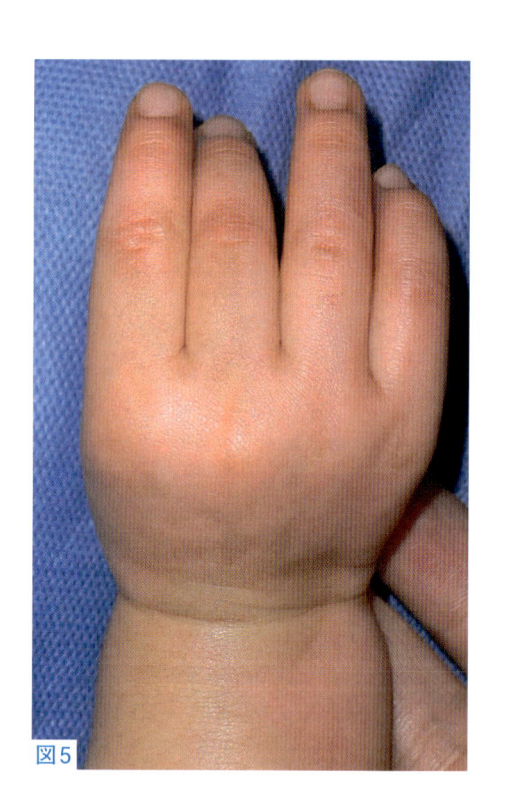

図5

症例 14

　7カ月男児。ストーブに右手をつけて熱傷を受傷し，翌日，当科を受診した。

　右手掌尺側に水疱形成を認めた（図1）。直ちに水疱膜を除去し（図2），ミトン状プラスモイスト®で被覆したが，潰瘍底は白っぽく，7日後には全層壊死となった（図3）。創収縮と周辺からの上皮化が進み（図4），27日後に治癒した（図5）。76日後の状態を示すが，軽度の瘢痕拘縮を認める（図6）。

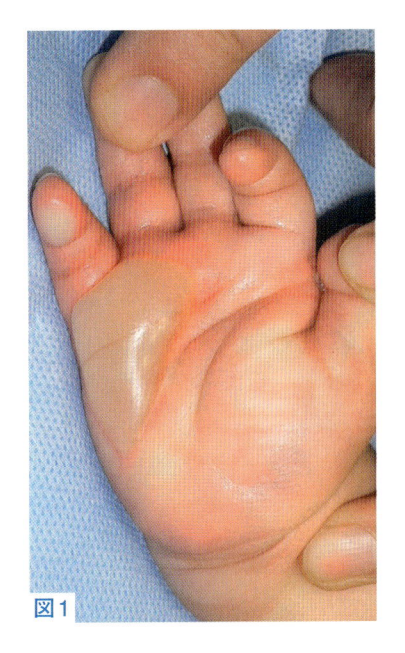

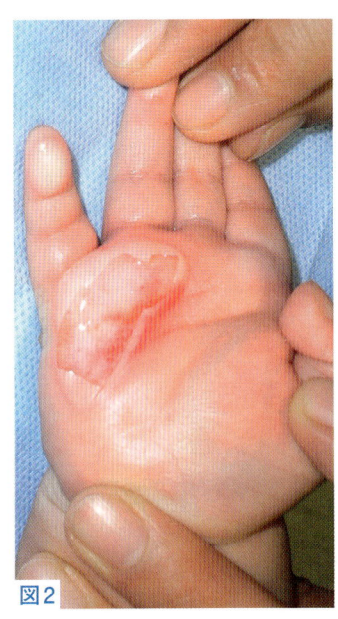

図1

図2

第4章 治療症例

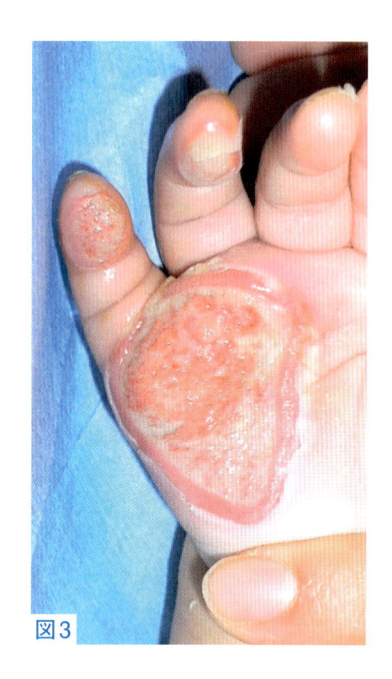

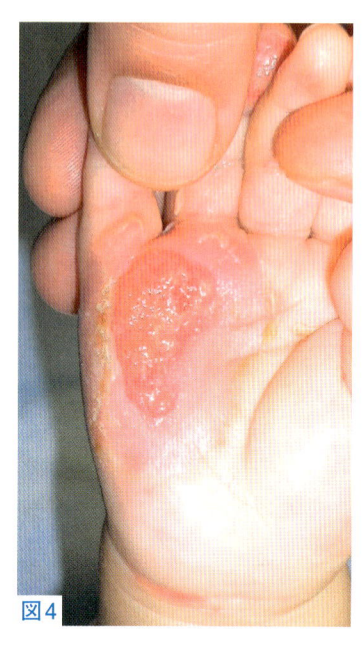

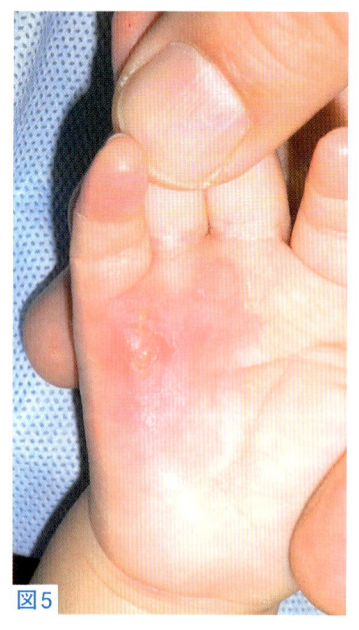

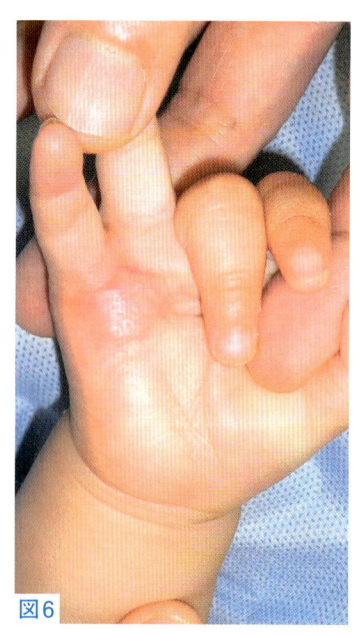

図3

図4

図5

図6

症例 15

　3歳男児。熱したホットプレートに右手をつけて熱傷を受傷。しばらく自宅で冷やした後，当院救急外来を受診。当直医は白色ワセリンを塗布したラップで患部を覆い，翌日当科を受診した。

　初診時，患部の痛みはまったく訴えなかった。右手掌尺側に水疱形成を認め（図1），水疱膜を可及的に除去した後（図2），プラスモイスト®で被覆した。受傷から6日後にすべて上皮化し（図3），9日後には色調もほぼ正常に近くなった（図4）。

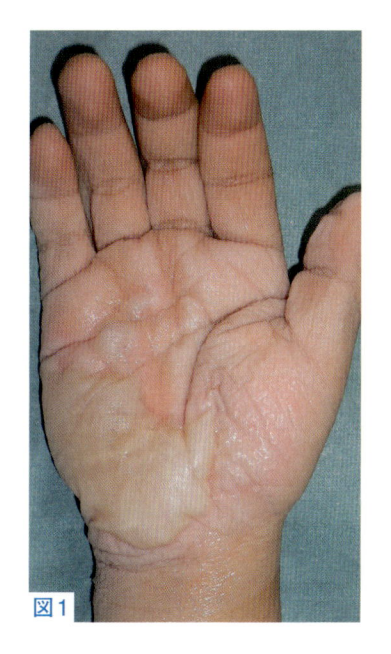

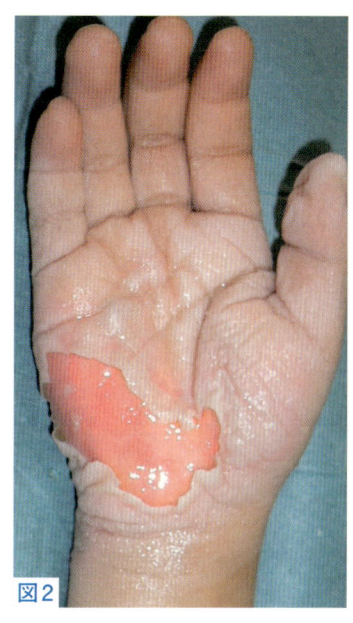

図1

図2

第4章 治療症例

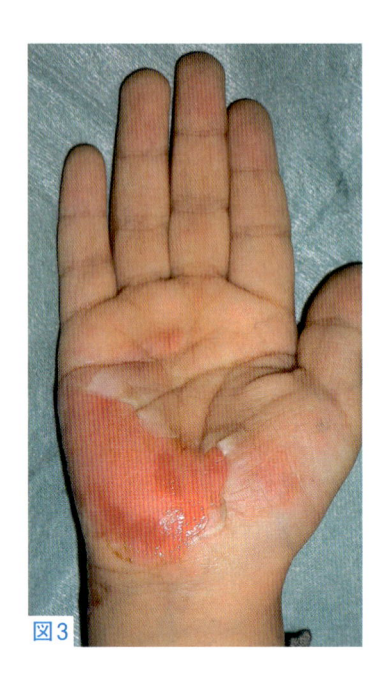

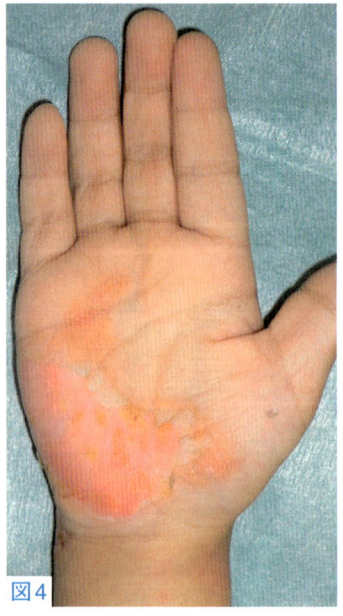

図3

図4

症例 16

5歳女児。自宅でストーブに左手をつけて熱傷を受傷。自宅で様子を見ていたが，治らないため，5日後に当科を受診。

初診時，左手掌尺側と母指球部に水疱を認め（図1），直ちに水疱膜を切除し（図2），プラスモイスト®で被覆した。9日後（受傷14日後）に上皮化した（図3）。

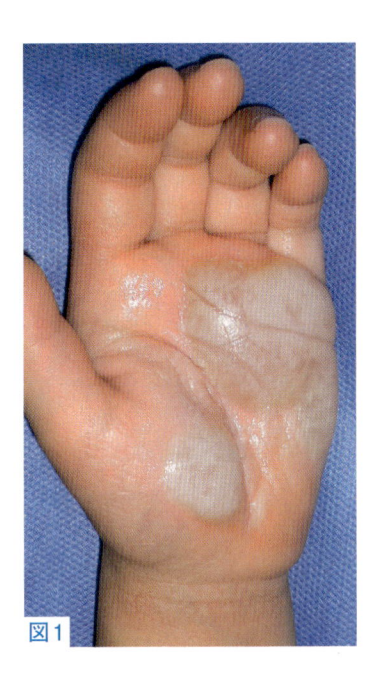

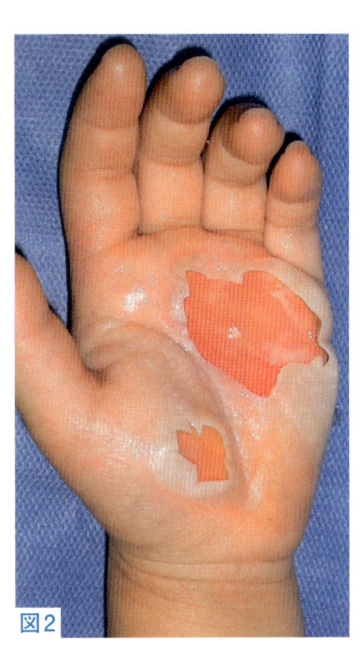

図1

図2

第4章 治療症例

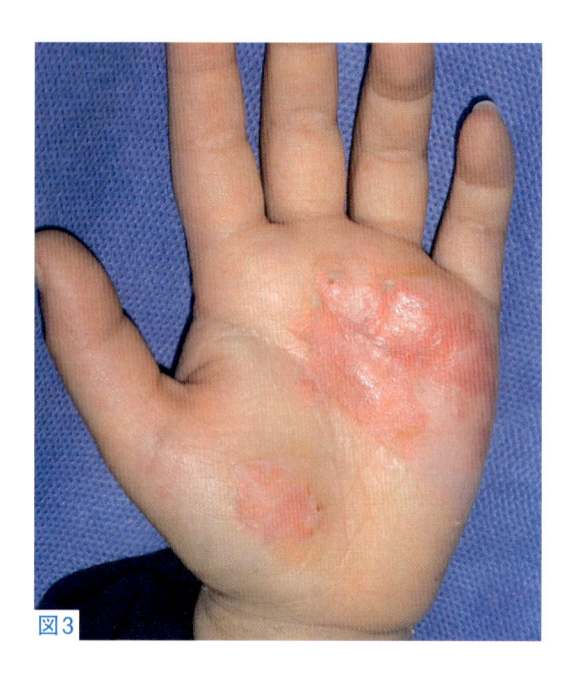

図3

症例 17

 1歳4カ月男児。鍋の熱湯の中に右手を入れて熱傷を受傷。直ちに他院救急外来を受診して処置を受け，翌日，当科を受診した。

 右手指すべての全長・全周性の熱傷を認め（図1，2），プラスモイスト®で被覆した。受傷4日後（図3，4）にはほとんどの部分で上皮化した。28日後の状態を示す（図5，6）。

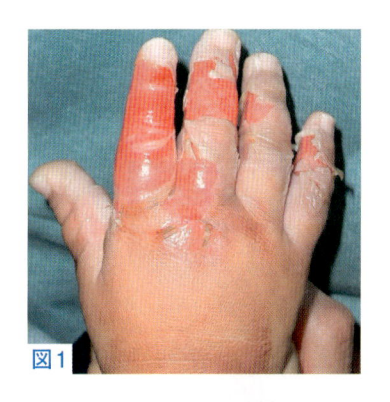

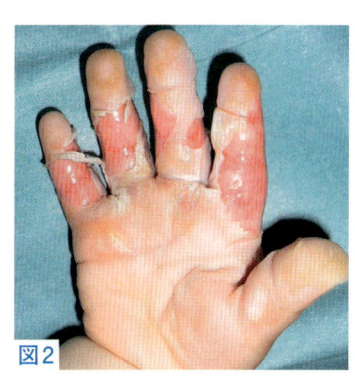

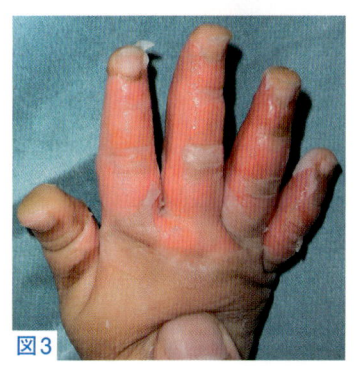

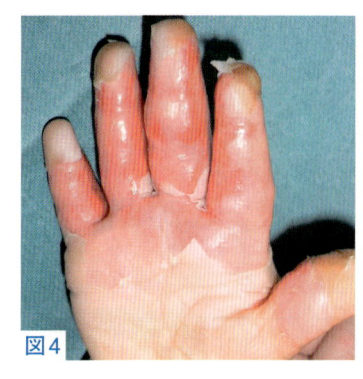

第4章　治療症例

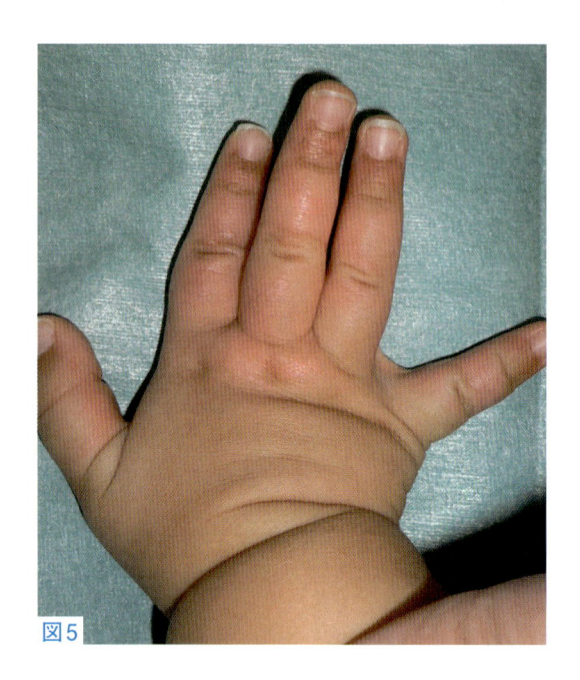

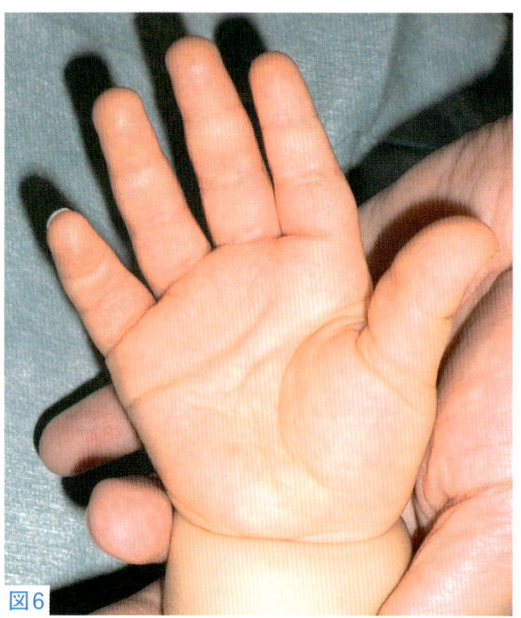

図5

図6

2 上肢熱傷

症例 18

　30代男性。調理中に熱した油に入れた食材が爆発し、顔面と右手に熱傷を受傷した。直ちに当院救急外来を受診し、顔面はハイドロコロイド貼付，手はワセリンを塗布したラップで覆い，翌日，当科を受診した。

　当科初診時，前腕遠位，手背，示指と中指背側に水疱形成を認め（図1, 2），直ちに水疱膜をすべて除去し，ワセリンを塗布したラップで被覆した。受傷5日後にはかなりの部分が上皮

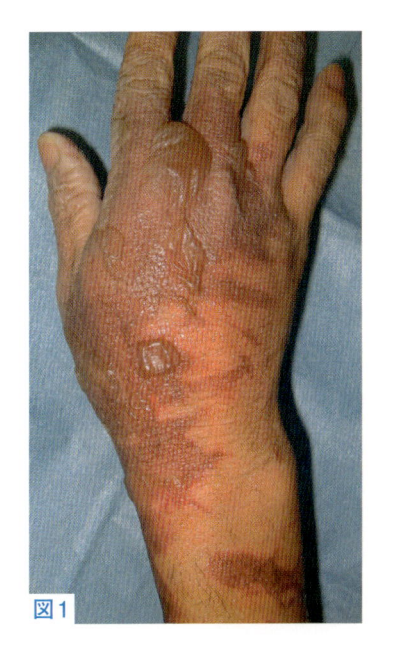

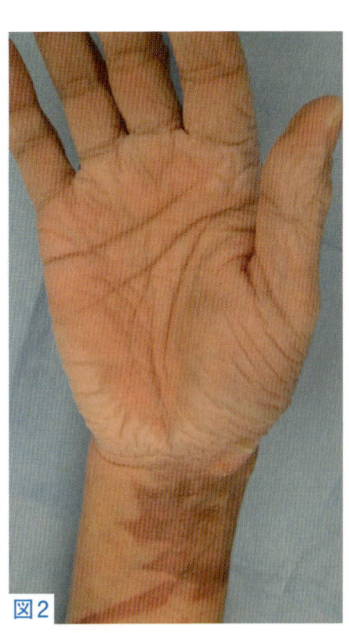

図1

図2

化していることがわかる（図3）。この頃より，右手が使えるようにディスポーザブルのプラスティック手袋で創を覆う方法を考案し（図4），これで創部を覆った。これにより通常通りに右手が使えるようになった（図5）。13日後には瘢痕を残さずに治癒している（図6）。

　プラスティック手袋の使い方であるが，手のサイズより大きめのものを選び，手袋の内側には滑り止めの粉が塗布されているため手袋を裏返して使用する。

　なお，受傷後数日間は患部の腫脹が進行することがあるためこの「手袋ドレッシング」でなくラップのほうが安全であり，患部の腫脹が収まった頃から手袋による被覆にする。

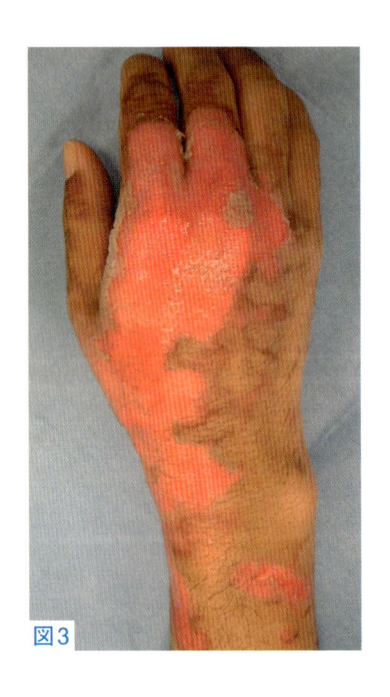

図3

2 上肢熱傷

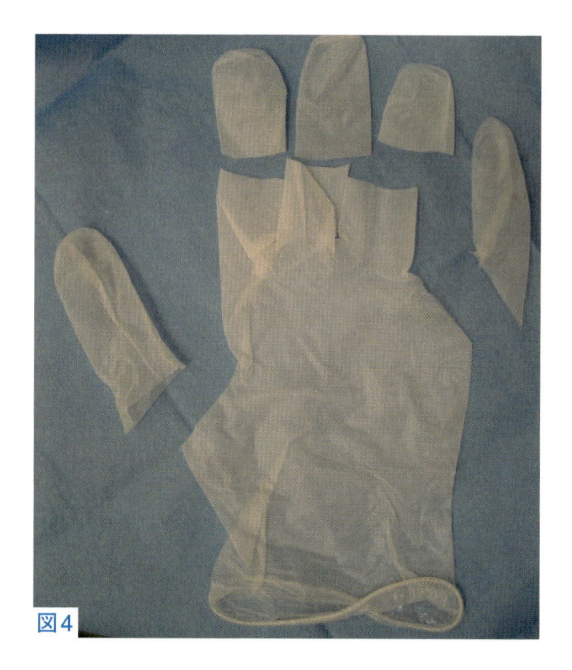

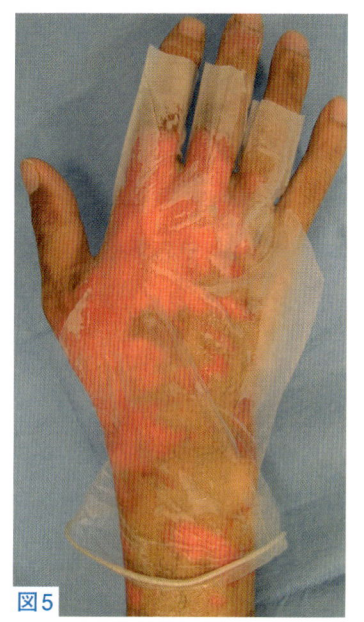

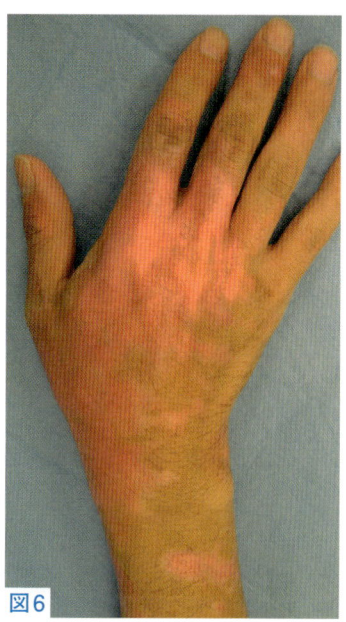

図4

図5

図6

第4章 治療症例

症例 19

　20代男性。仕事中に熱した油が左手にかかり受傷。直ちに救急外来を受診し，ワセリンを塗布したラップで処置を受け，翌日，当科を受診した。

　初診時の状態であるが，手背の大部分，示指，中指，環指背側に水疱形成を認めた（図1）。直ちに水泡膜を可及的に除去してワセリンを塗布したラップで被覆した。受傷から4日後，プラスティック手袋での被覆に切り替え，11日後にすべて上皮化した（図2）。18日後の状態を示すが，潰瘍再発はなく手や指の動きも正常である（図3，4）。

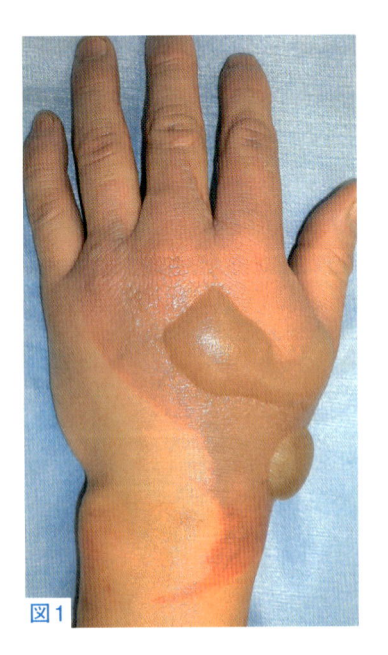

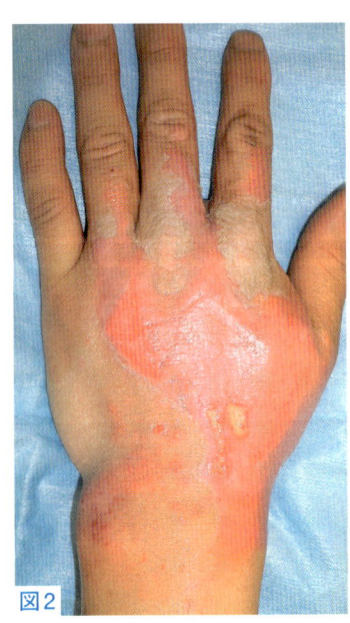

図1

図2

2　上肢熱傷

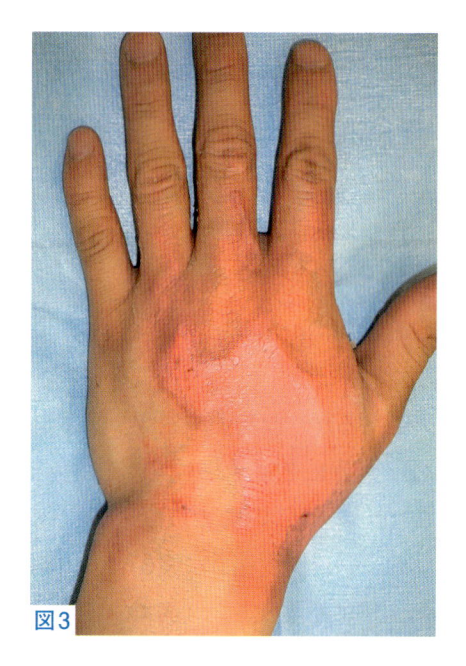

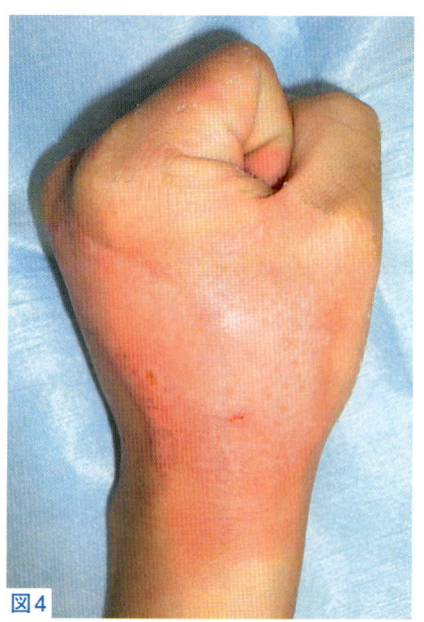

図3

図4

第4章 治療症例

症例20

　10カ月女児。自宅で熱い味噌汁の入った椀に左手を入れて熱傷を受傷。直ちに近くの総合病院皮膚科を受診し治療を受けた。その後，知人から湿潤治療について教えられ，受傷から2日後に当科を受診した。

　初診時の状態であるが，前腕遠位屈側，手掌全体，全手指に水疱形成を認めた（図1, 2）。直ちにすべての水疱膜を除去し，ミトン状にしたプラスモイスト®で被覆した。治療開始11日後には手掌近位部と環指が上皮化し（図3），治療開始23日後（受傷25日後）にはすべて上皮化した（図4）。それから5日後の状態を示すが，中指基節部掌側にごく軽度の瘢痕拘縮を認める（図5）。

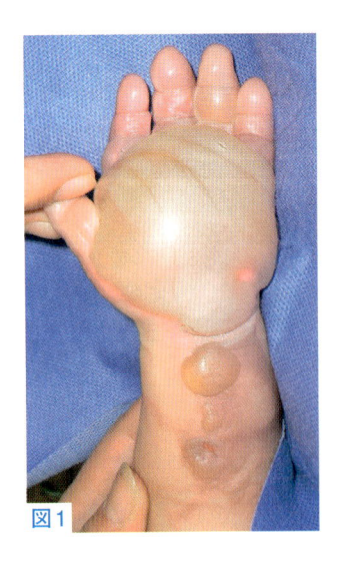

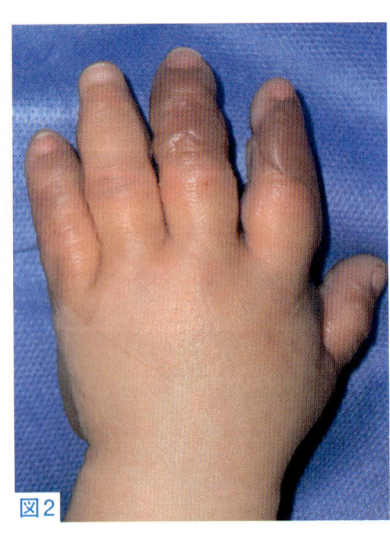

図1

図2

2 上肢熱傷

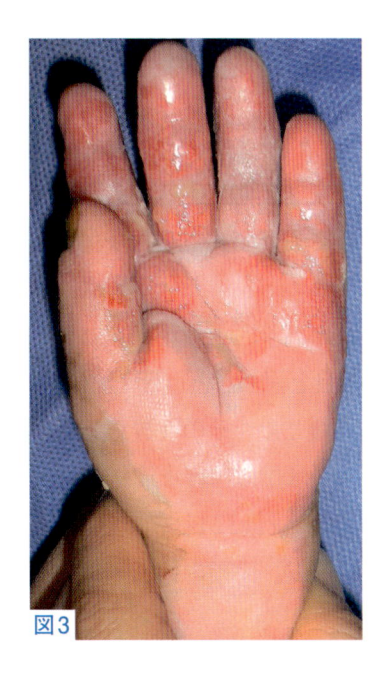

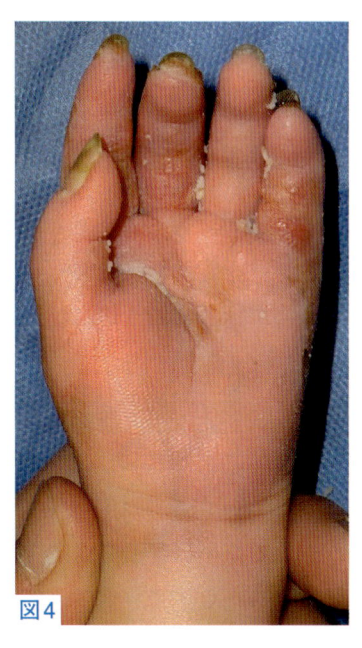

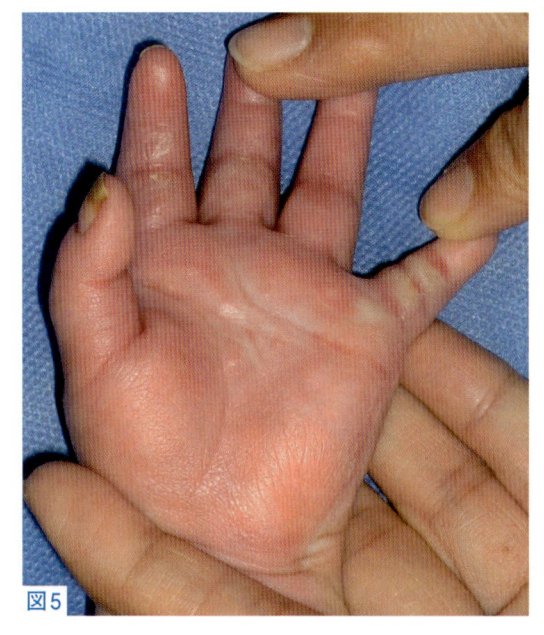

図3

図4

図5

113

第4章 治療症例

症例 21

50代女性。自宅で熱した天ぷら油で右手背に熱傷を受傷。直ちに当科を受診した。

手背全体，示指，中指に水疱形成があり，水疱膜を除去したところ，潰瘍底は白っぽく循環は不良と思われた（図1）。創部はポリウレタンフォーム被覆材で被覆した。その後数日で潰瘍底の循環は良好となり，受傷7日後には指はほぼ上皮化し（図2），20日後にほぼ上皮化した（図3）。受傷32日後の状態であるが，まだ小さな潰瘍は散在しているが，手指の伸展・屈曲機能はまったく正常である（図4）。

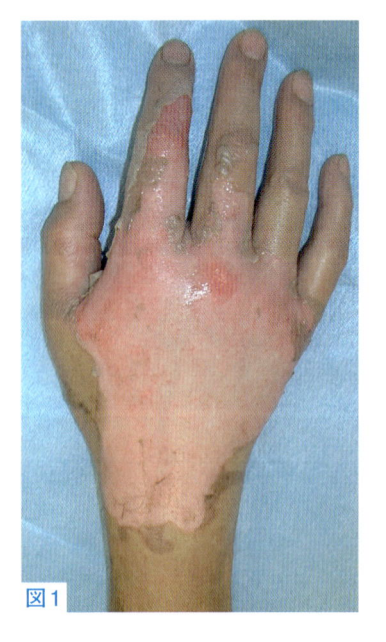

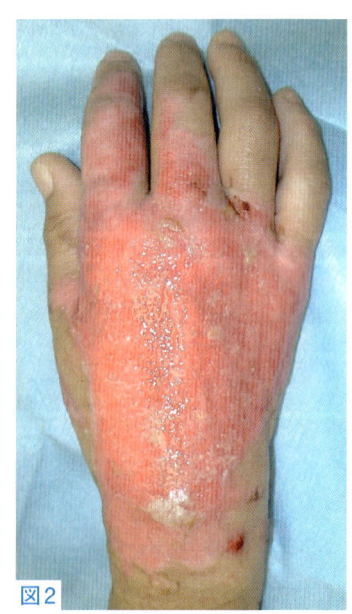

図1

図2

2 上肢熱傷

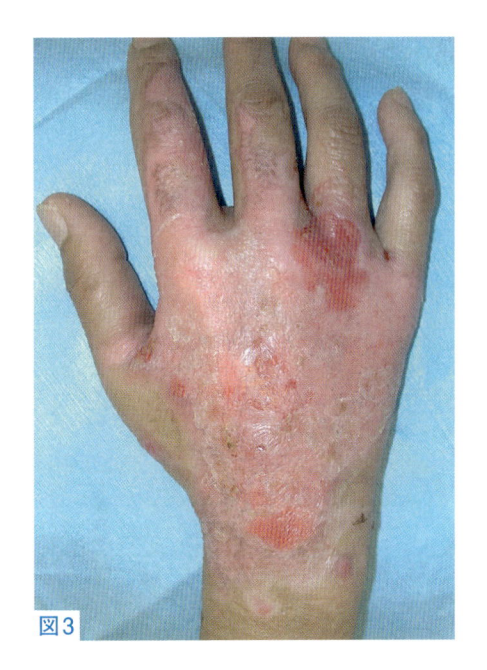

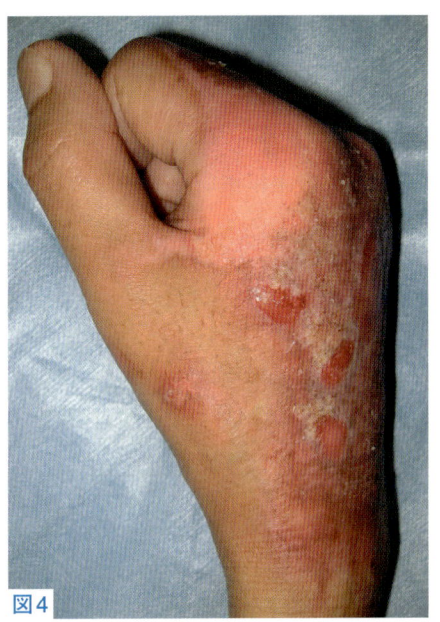

図3

図4

第4章 治療症例

3 下肢熱傷

症例22

　69歳女性。ミオクローヌスてんかんで内服治療中。夜，風呂に入ろうとして脱衣の最中にてんかん発作が起こり，意識を消失してストーブの天板の上に尻餅をついた形になった。直ちに当院救急外来を受診し，ワセリンを塗布したラップで被覆し，翌日，当科を受診した。

　初診時，左臀部から大腿後面にかけて水疱の破れた熱傷創を認める（図1）。受傷から8日後（図2），22日後（図3）と経過し，70日後に治癒した（図4）。119日後の状態を示すが（図5），中心部を除き，皮膚の色調は正常に近づいている。

3 下肢熱傷

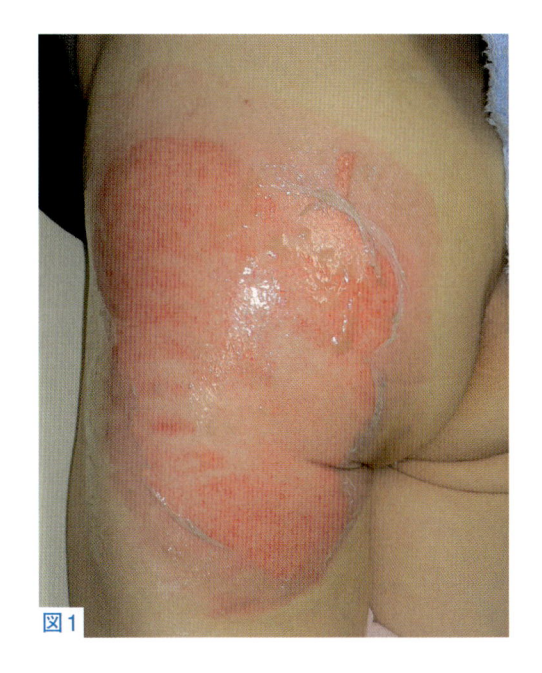

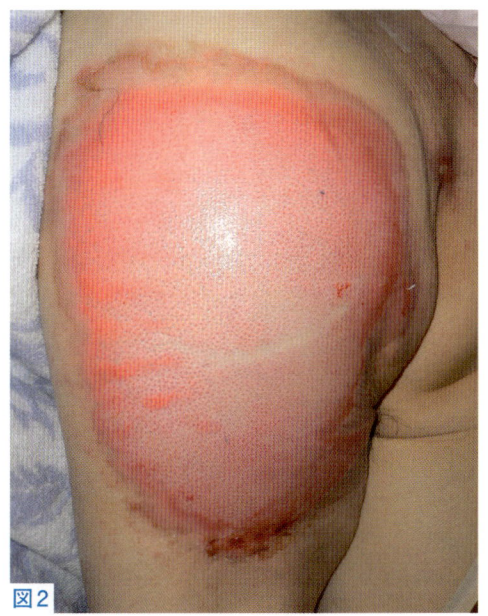

図1

図2

第4章 治療症例

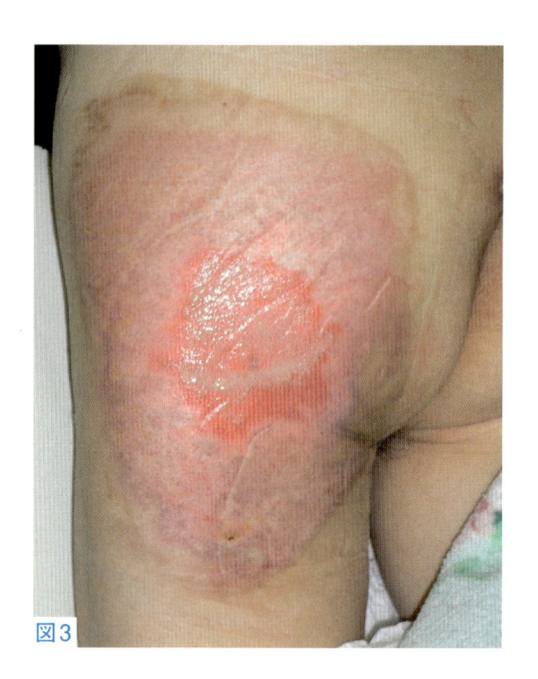

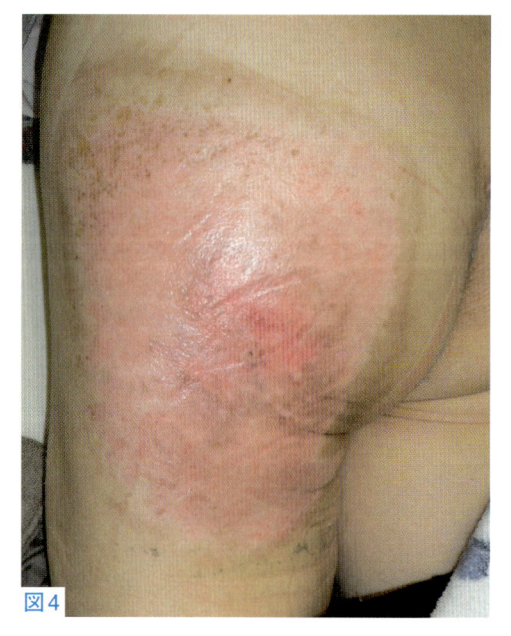

図3

図4

3 下肢熱傷

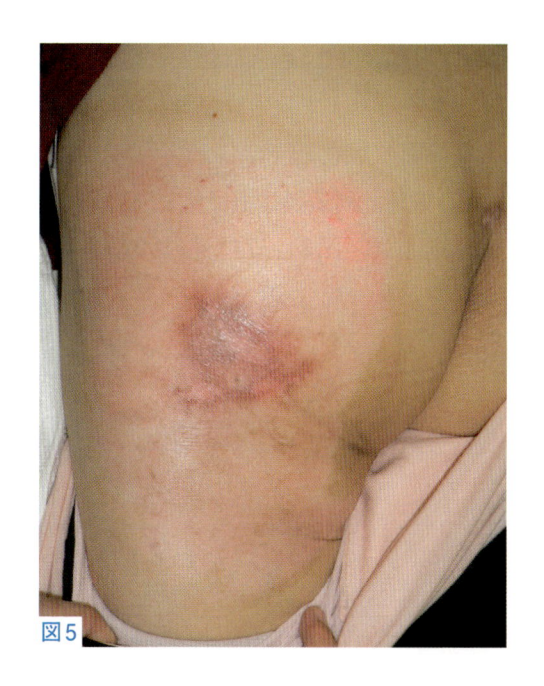

図5

第4章 治療症例

症例 23

　1歳8カ月男児。ポットの熱湯を左大腿に浴びて熱傷を受傷。直ちに近くの総合病院を受診し,形成外科で治療を受けていた。主治医より植皮をしなければ治らないと言われ,その説明に納得できずにインターネットで検索して当科を受診した。

　初診時の大腿前面の状態を示す(図1)。直ちにプラスモイスト®で被覆した。翌日,周辺部は上皮化し(図2),14日目(受傷21日後)に完治した(図3)。24日目(受傷31日後)の状態を示す(図4)。

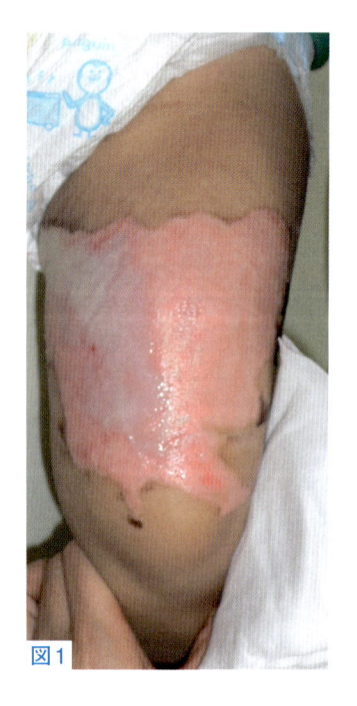

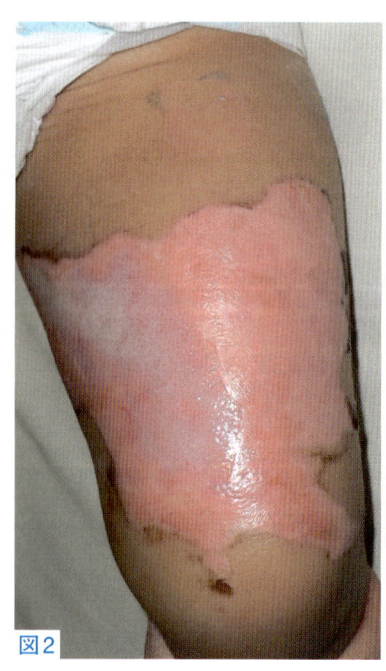

図1

図2

3 下肢熱傷

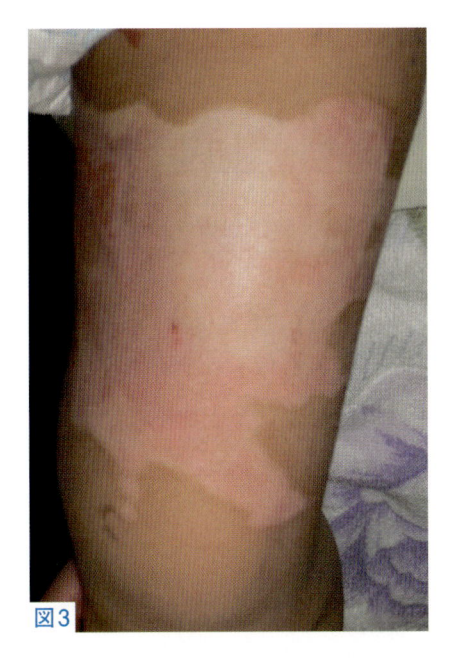

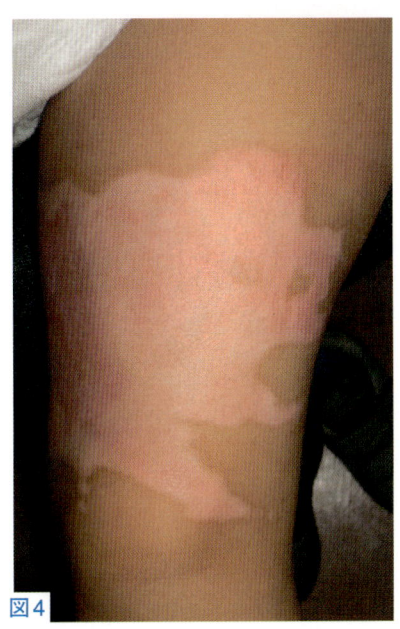

図3

図4

第4章 治療症例

症例 24

70代男性。熱湯で右大腿に熱傷を受傷し，直ちに当科を受診した。

初診時の状態を示すが，右大腿前面の水疱形成を認め（図1），水疱膜を可及的に除去し，ワセリンを塗布したラップで被覆した。受傷3日後には創面全体で上皮化が始まり（図2），7日後にすべて上皮化した（図3）。

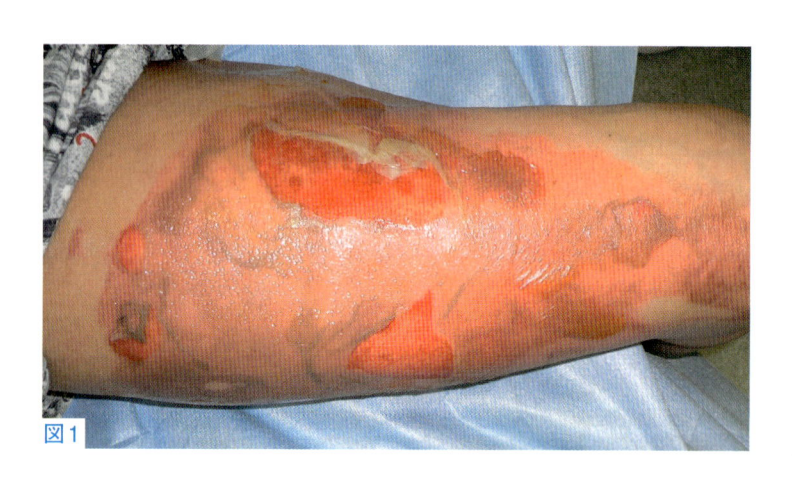

図1

3 下肢熱傷

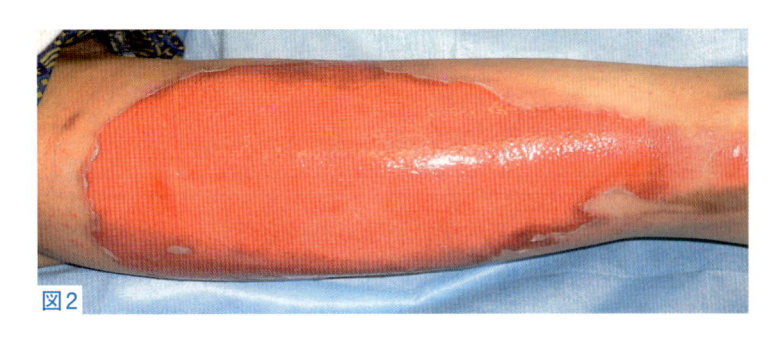

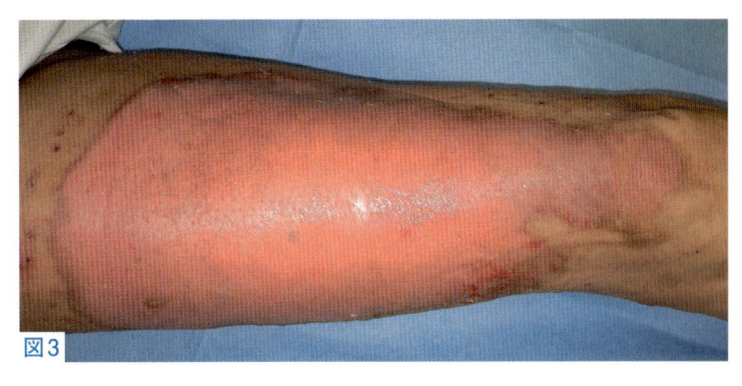

図2

図3

123

症例 25

　30代女性。熱湯を右大腿に浴びて熱傷を受傷し，近所の総合病院皮膚科で治療を受けていたが，知人より湿潤治療のことを聞き，受傷から6日後に当科を受診した。なお，同院皮膚科ではゲーベン®クリームを治療に使っていたが，傷の痛みのため歩行も困難だった。

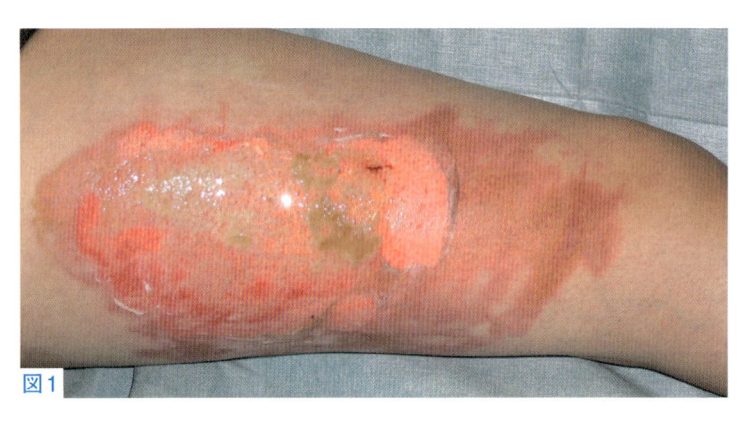

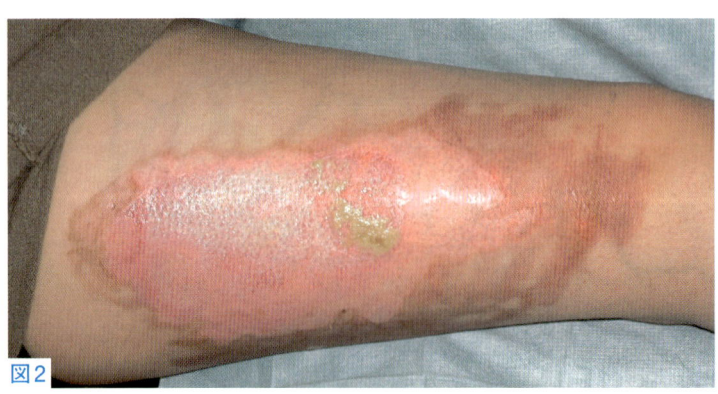

図1

図2

3 下肢熱傷

　初診時，ゲーベン®クリーム・ガーゼが直接創面に固着していた部分に一致して，黄色の壊死組織が創面を覆っていた（図1）。初診から4日後，壊死組織はほとんど融解して自然に取れて周辺部は上皮化し（図2），31日後（受傷37日後）に治癒した（図3）。140日後（受傷146日後）の状態を示す（図4）。

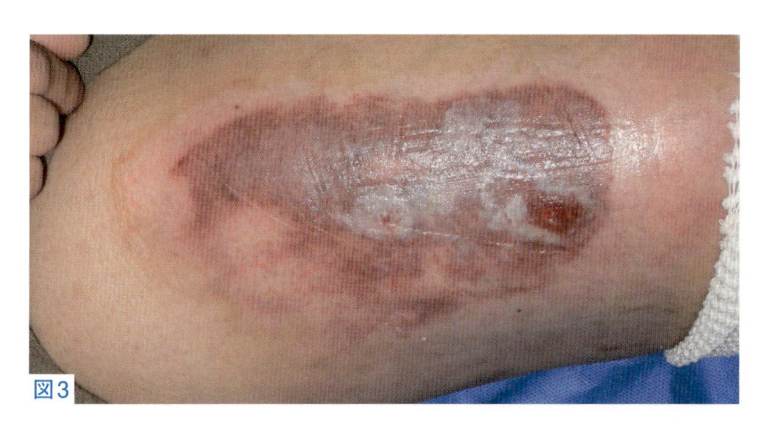

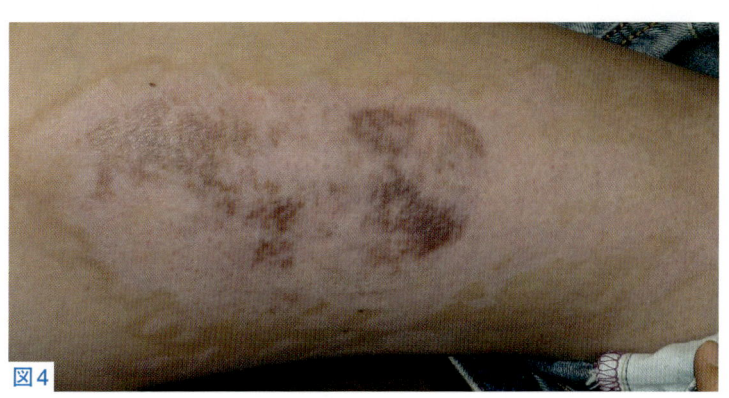

図3

図4

症例 26

40代男性。仕事中に熱したステンレス鋼材が倒れてきて両側下肢が挟まれて受傷。ただちに当院を受診し，右足関節骨折と両側大腿熱傷で入院となった。

右大腿は小範囲の熱傷であったが，左大腿内側は20×25cmの熱傷創を認め，近位部は既に黒色壊死の状態であった（図1）。創部はワセリンを塗布したラップで被覆したがほとんどの部分が全層壊死となった。8日後の状態を示すが（図2），壊死皮膚は白色の柔らかい壊死組織となり，OpWTの被覆を続けるうちに自然に融解し，15日後にはすべての壊死組織がなくなった（図3）。なお，この間の治療は患部をシャワーで洗ってドレッシングを交換するのみで積極的デブリードマンは行わず，また抗生剤も投与していないが，発熱，創部痛などの感染症状は認

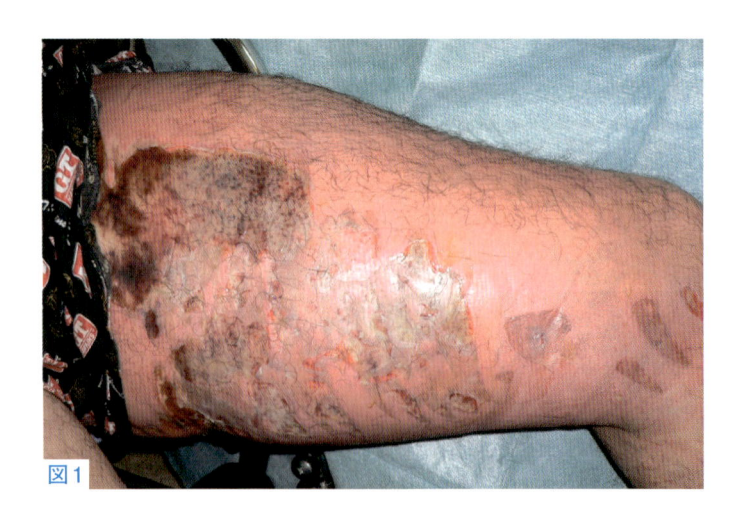

図1

3 下肢熱傷

められなかった。また，この頃からリハビリテーションを開始し，10日後には身体もある程度動かせるようになり，身の回りのことが自分でできるようになった。

　患者が早期退院を希望し，仕事への早期復帰を希望したため，リハビリを続けつつ皮膚移植を行う計画を立て，26日後に第1回目の植皮を行った。ベッドサイドで同側大腿外側5×10cmの

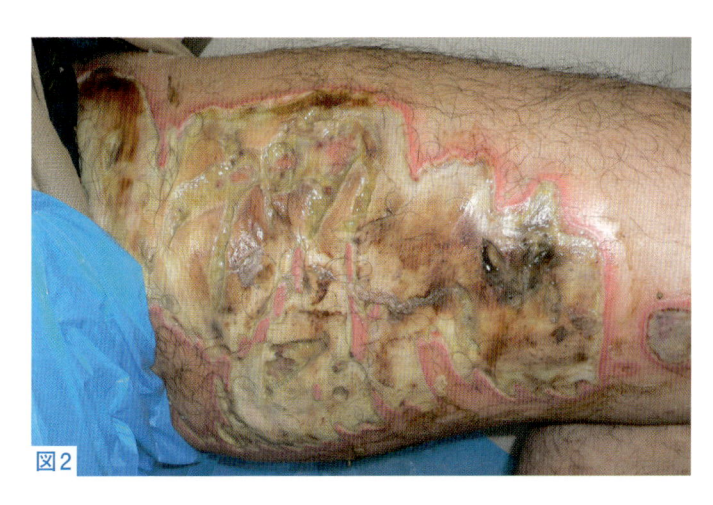

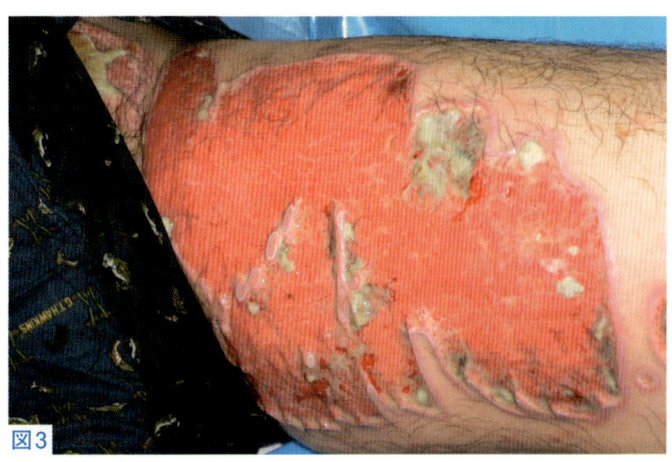

図2

図3

第4章 治療症例

範囲を局所麻酔して採皮用カミソリで薄い分層皮膚を採取し，3つに分けて肉芽に乗せ，吸収糸で縫合固定した（図4）。移植部はプラスモイスト®，採皮部はアルギン酸塩被覆材で覆った。なお，肉芽面はキシロカイン®ゼリーの塗布のみで十分な鎮痛が得られた。植皮翌日，採皮部，植皮部を含めてシャワーで洗い，両者をプラスモイスト®で被覆して直ちにリハビリテーシ

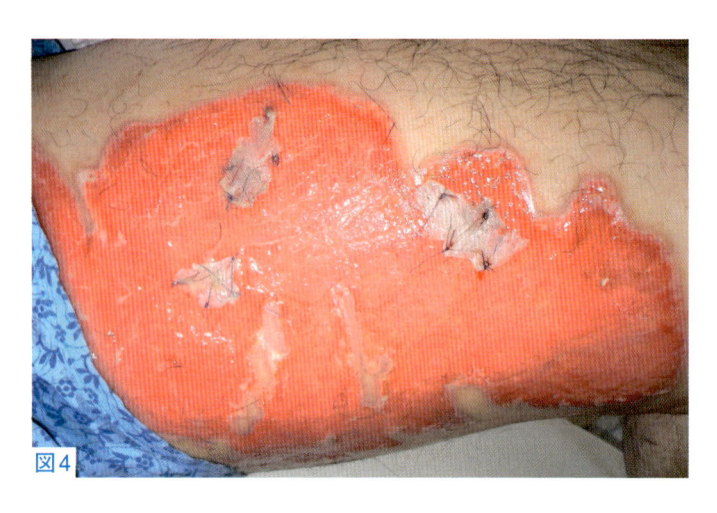

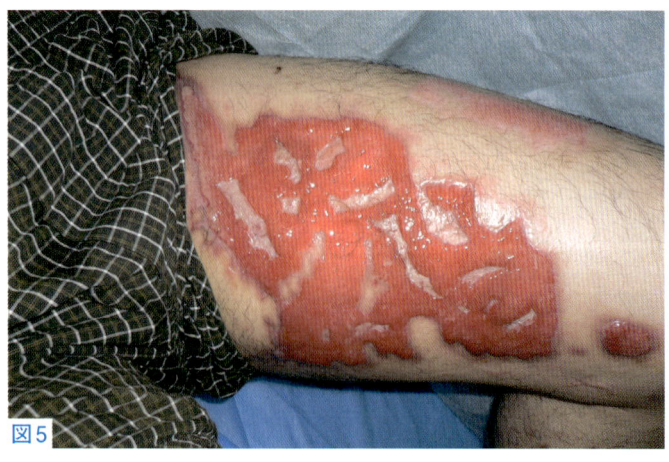

図4

図5

ョンを再開した。同様の皮膚移植を 32 日後，39 日後に行い，46 日後に退院となった（図5）。この間，リハビリテーションは毎日行った。

自宅に戻ってからは普通に入浴させ，自分でプラスモイスト®交換を行ってもらい，通院は週に一度程度とした。次第に上皮化が進み（図6），107 日後にすべて上皮化した（図7）。また，

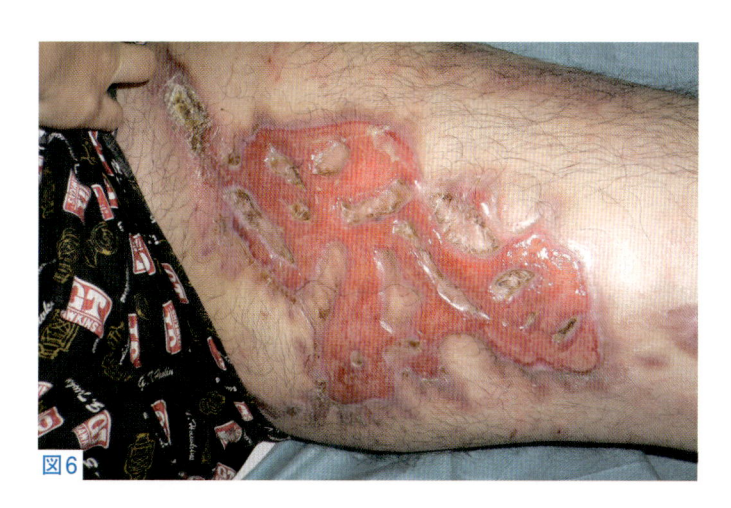

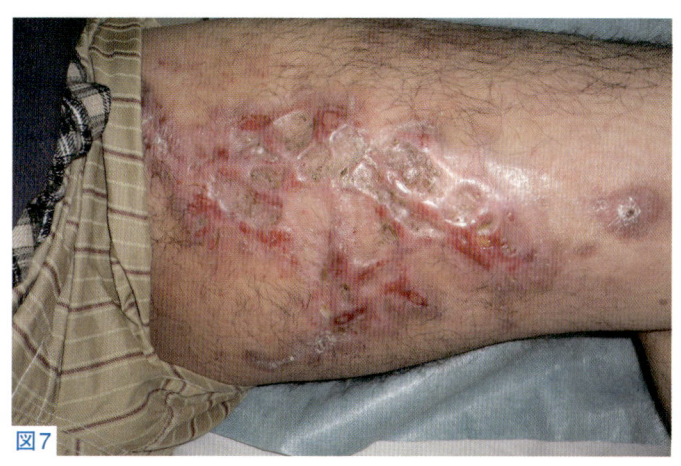

図6

図7

退院してから3週間ほどで職場に復帰できた。296日後の状態を示すが，瘢痕拘縮も肥厚性瘢痕もなく（図8）。皮膚も極めて柔軟である（図9）。

　この症例では例外的に皮膚移植を行った。もちろんこの面積ならば湿潤療法でも治療可能であるが，早期社会復帰という患者の希望を最優先した結果である。なお，通常行われているシート状植皮やメッシュ状植皮でなく，パッチ状植皮を行った理由は次の通り。

①手術の目的が表皮細胞供給源となる小さな皮膚片を移植することなのでベッドサイドでできる。

②局所麻酔なので患部のリハビリテーションを中断しなくてもよい。

③創面全体を一時的に覆う従来の植皮では移植皮膚の収縮が起こるが，湿潤療法を行いつつパッチ状植皮を行うと瘢痕拘縮が起こらない。

3 下肢熱傷

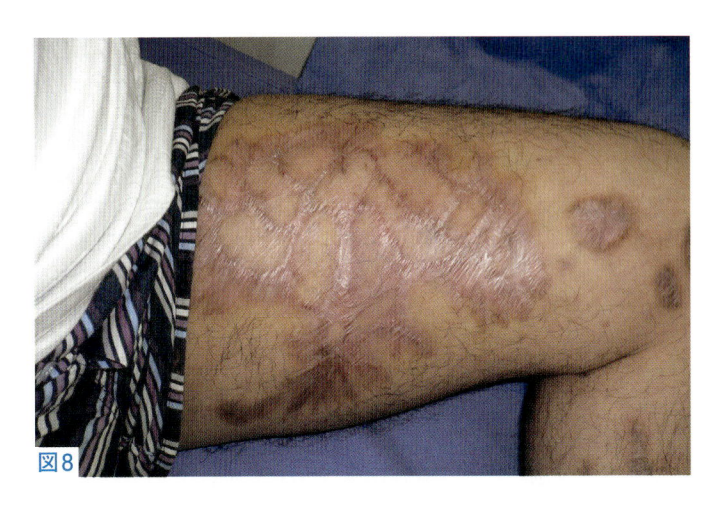

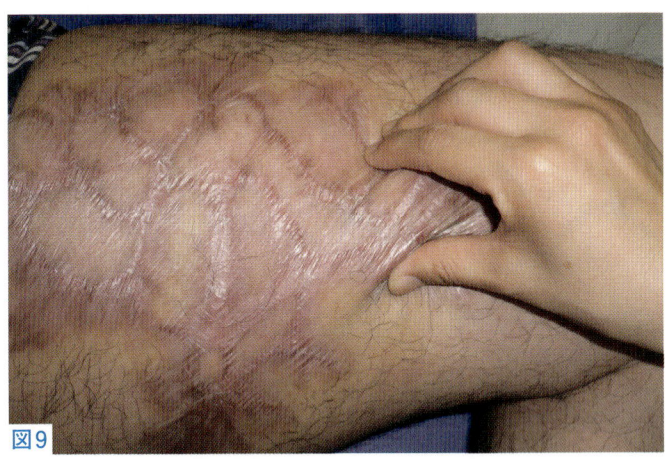

図8

図9

第4章 治療症例

症例 27

96歳女性。自宅でヤカンのお湯で右下腿に熱傷を受傷し，直ちに当科を受診した。

右下腿前面中央から足関節にかけて熱傷創を認め（図1），残っている水疱膜を除去してワセリンを塗布したラップで被覆した。家族の都合により，通院も入院もできないとのことで，家族に湿潤治療の原理と治療方法を十分に説明し，1日1回のラップ交換と創部の洗浄を行うよう指導した。7日後に再受診したが，この時点で創部はほとんど上皮化していて（図2），12日後には治癒した（図3）。

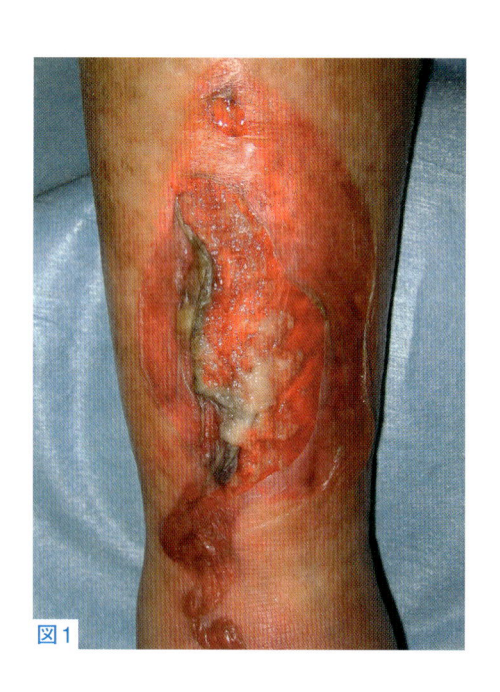

図1

図2

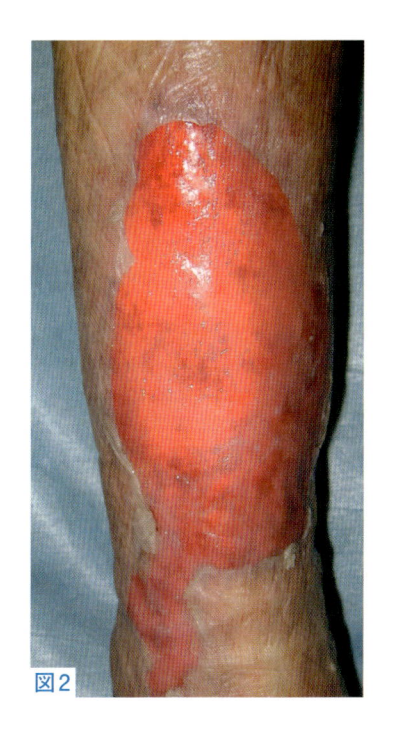

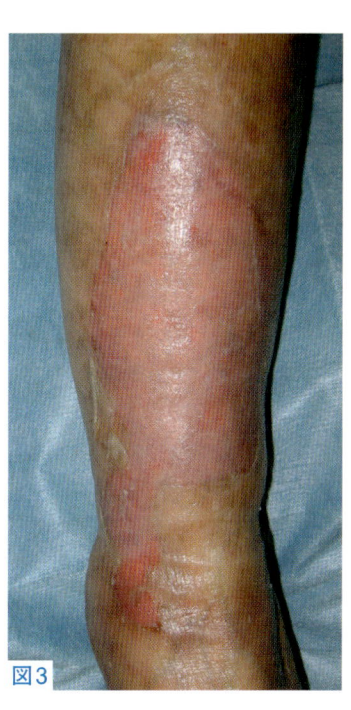

図3

症例 28

10歳男児。ヤカンをひっくり返し右下肢に熱傷を受傷。直ちに当院救急外来を受診し、ワセリンを塗布したラップで処置した。受傷から3日後に当科を受診した。

当科初診の状態を示すが、右大腿内側～後面、右下腿全周、足関節全面～足背にかけての熱傷を認める（図1～3）。前日か

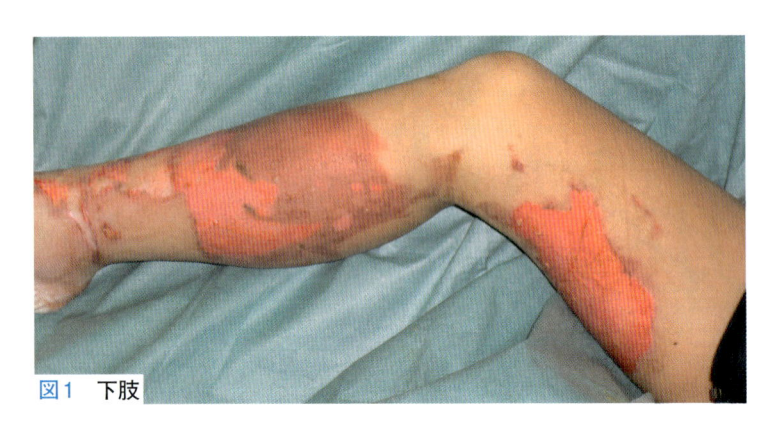

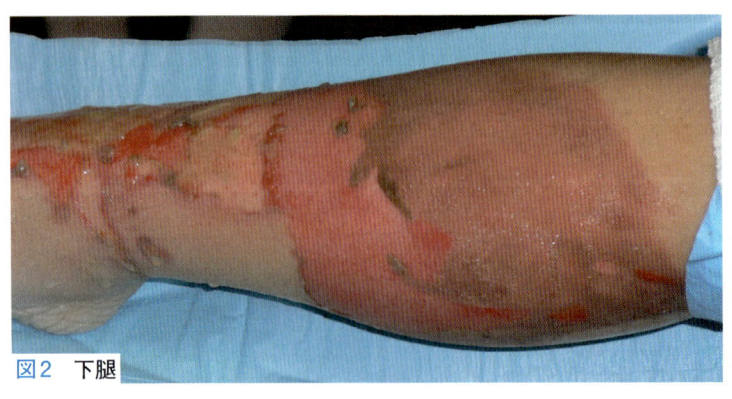

図1　下肢

図2　下腿

ら足背に痛みがあるという訴えがあり，足背の水疱が残存している部分に一致して発赤と圧痛を認めたため，水疱膜をすべて除去してプラスモイスト®で覆い，抗生剤の点滴を行った。翌日には痛みはなくなり普通に歩けるようになった。受傷から11日後には足関節周囲と足背遠位を除いて上皮化した（図4, 5）。

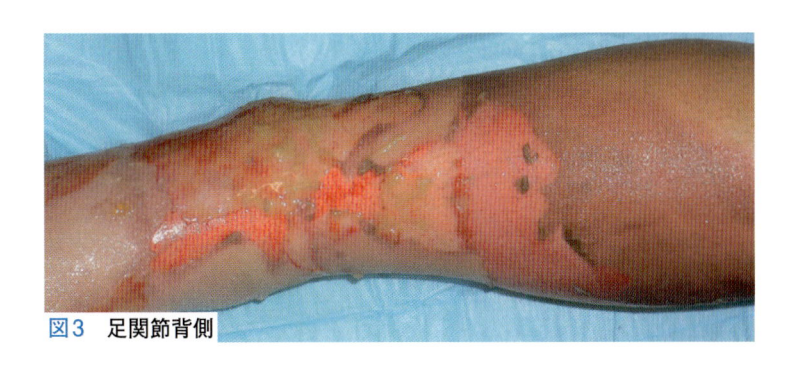

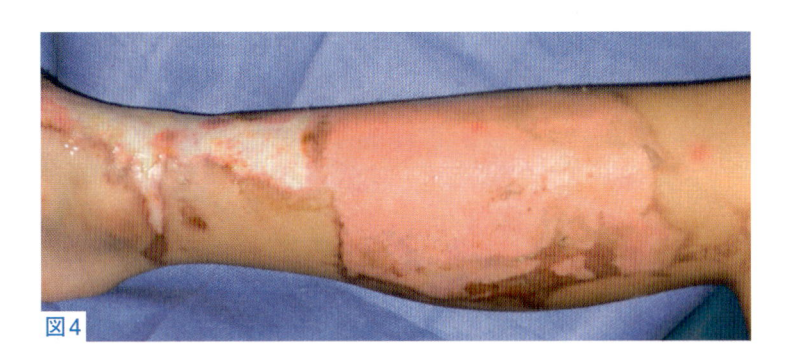

図3　足関節背側

図4

第4章 治療症例

積極的に患肢，特に足関節を動かすように指導した。足関節も87日後にすべて上皮化した（図6）。肥厚性瘢痕の発生はなく，瘢痕拘縮も運動障害も認められない。

このように関節を積極的に動かしながら保存的に治療すると，上皮化には時間はかかるが運動障害は発生しない。

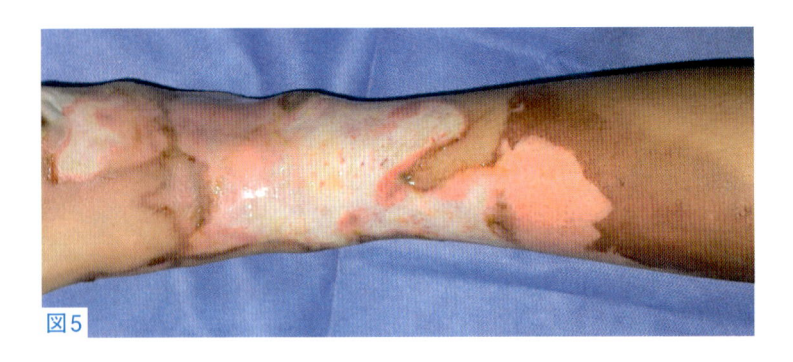

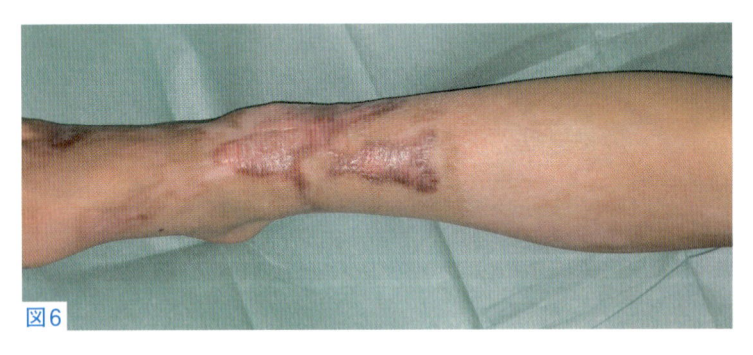

図5

図6

症例 29

　1歳1カ月女児。自宅でポットのお湯で左下肢に熱傷を受傷し，近くの総合病院形成外科で治療を受けていたが，2日後に突然高熱を出し，川崎病の診断を受けて別の病院の小児科入院となり，以後は同院形成外科で治療を受けていた。両親は形成外科医より皮膚移植をしなければ治らないと説明を受けたが，その説明に納得できず，インターネットで検索し，受傷から14日後に当科を受診した。

　初診時，左下腿と足背の熱傷を認めた（図1，2）。遠方の患者だったため，患者の両親に治療原理と治療法について説明し，週に一度程度の通院で治療することにした。初診から10日後

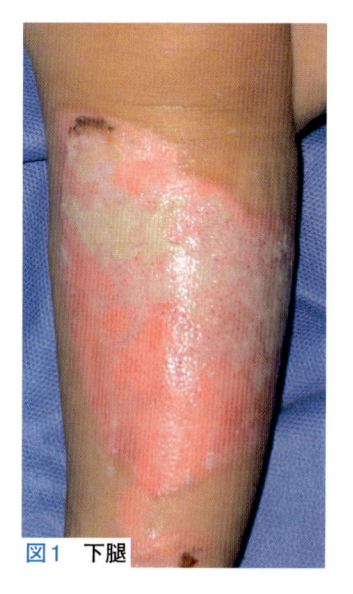

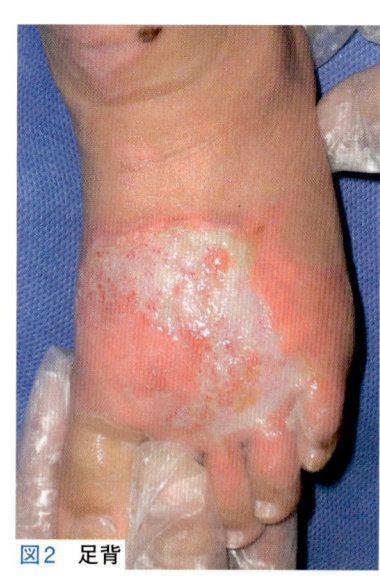

図1　下腿

図2　足背

(図3, 4), 31日後(図5, 6)と順調に経過し, 70日後にすべて上皮化した(図7, 8)。225日後の状態を示すが, 肥厚性瘢痕も瘢痕拘縮も生じていない(図9, 10)。

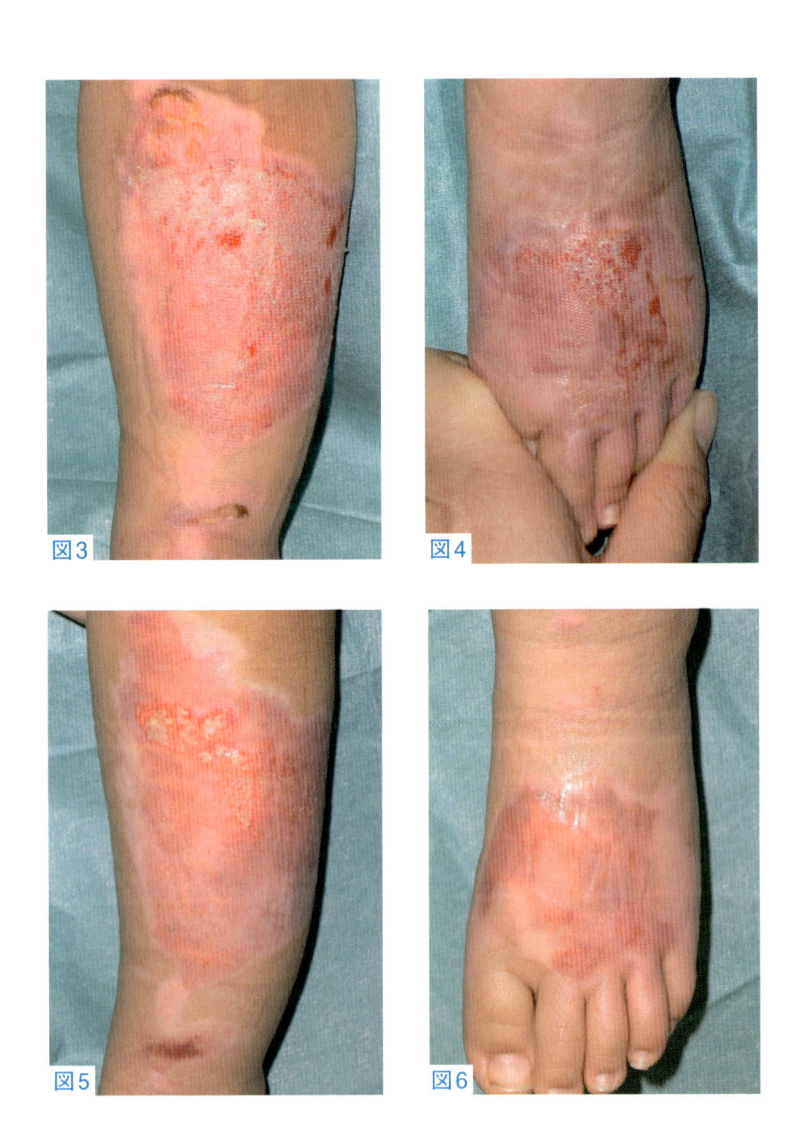

図3

図4

図5

図6

3 下肢熱傷

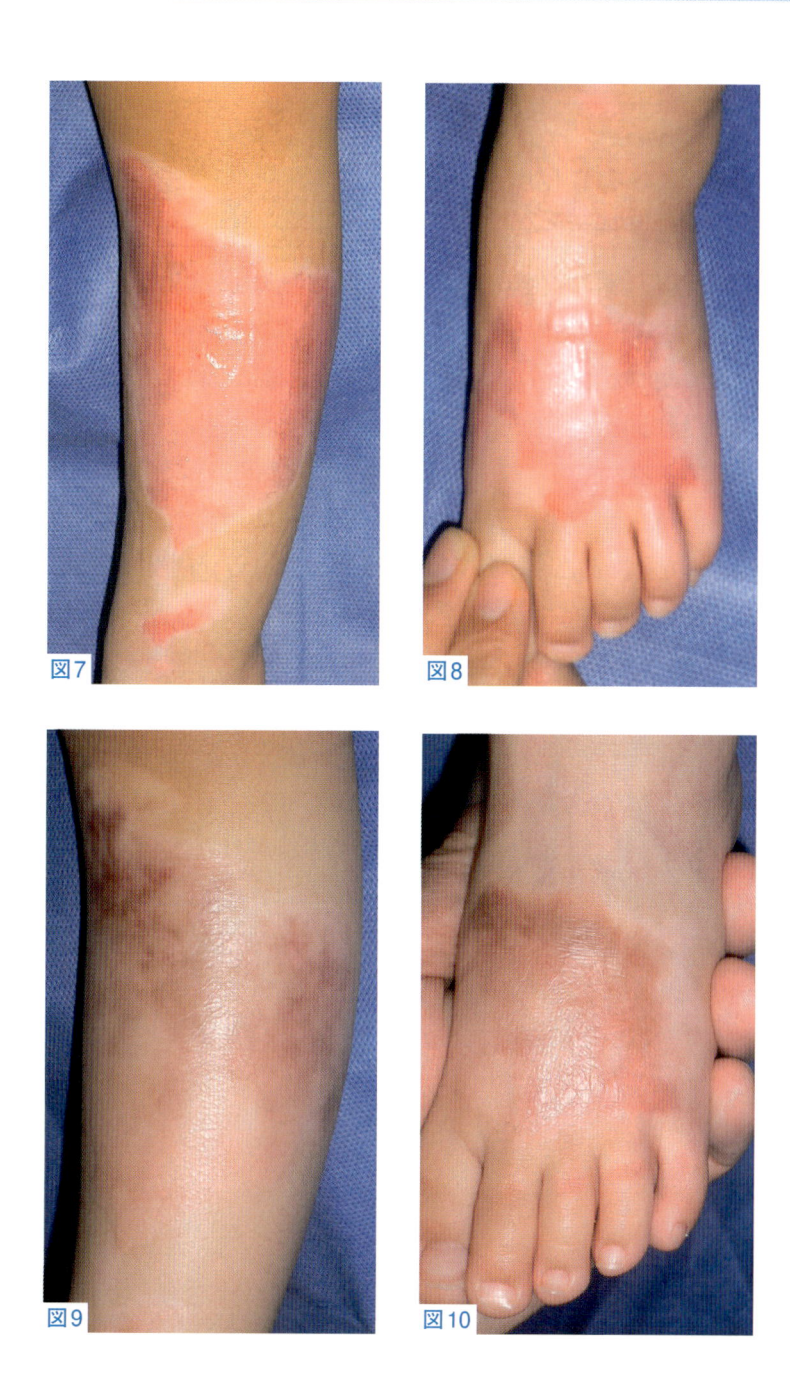

図7

図8

図9

図10

139

第4章 治療症例

症例 30

　6歳男児。自宅で鍋の熱湯で両下肢に熱傷を受傷。近くの総合病院皮膚科で治療を受けていたが，介護施設勤務の父親が湿潤治療について知っていて，受傷から4日後に当科を受診した。当科受診前は痛みで動けず，処置のたびに泣き叫んでいたとのことである。

　初診時，右下腿〜足背，左大腿〜膝部にかけてゲーベン®クリームを塗布したガーゼで厚く覆われ，ガーゼが創面に固着していたため，キシロカイン®ゼリーを塗布しながらガーゼを除去した。患者の治療に対する恐怖心が強いため，創面上のゲーベン®クリームを濡らしたガーゼで拭いて落とす程度にしてプラスモイスト®で被覆した。右下腿遠位から足関節，左大腿から膝蓋部にかけての熱傷を認めた（図1〜3）。両親によると帰宅後，痛がらずに足を動かすようになり，翌日には水道水で洗浄しても痛みを訴えなかった。治療開始7日後には走れるようになり（図4, 5），14日後にはほとんどの部分が上皮化した。治療開始から25日後（受傷29日後）の状態を示すが，瘢痕を残さずきれいに治癒している（図6〜8）。

3 下肢熱傷

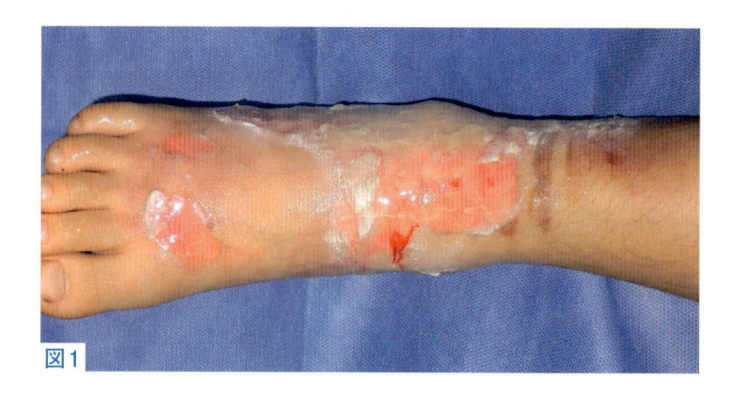

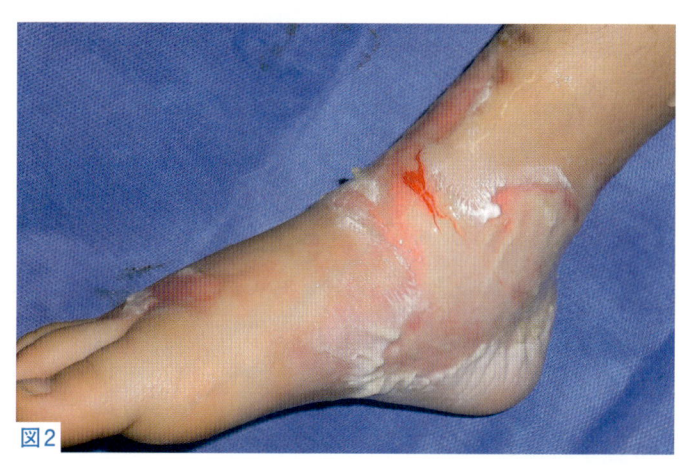

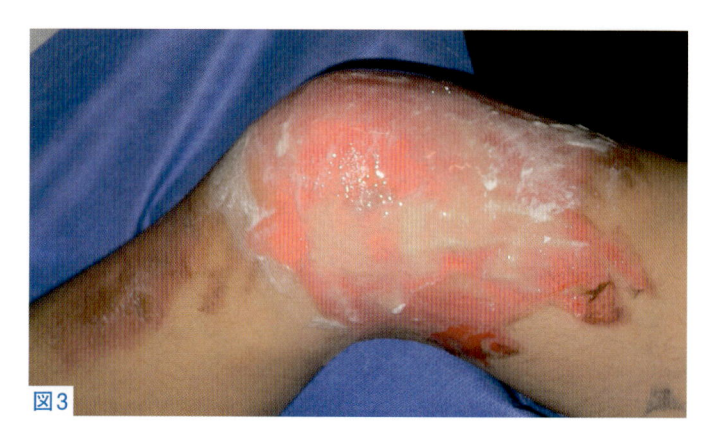

図1

図2

図3

141

第4章 治療症例

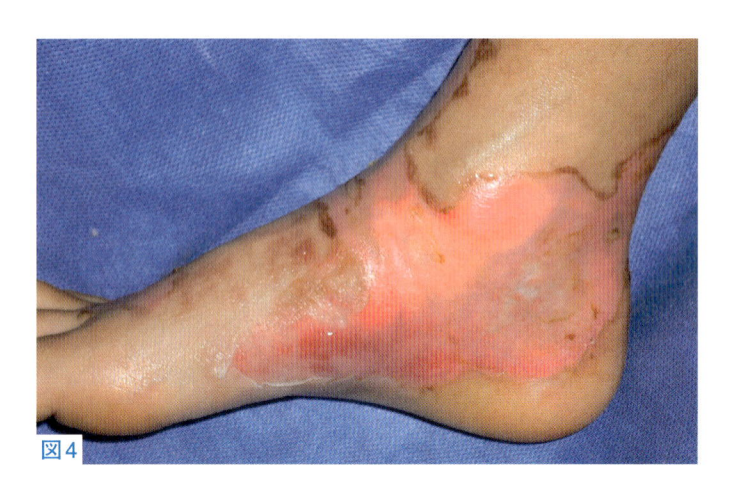

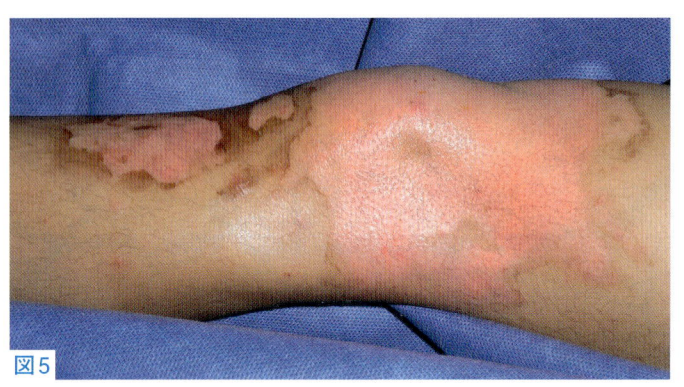

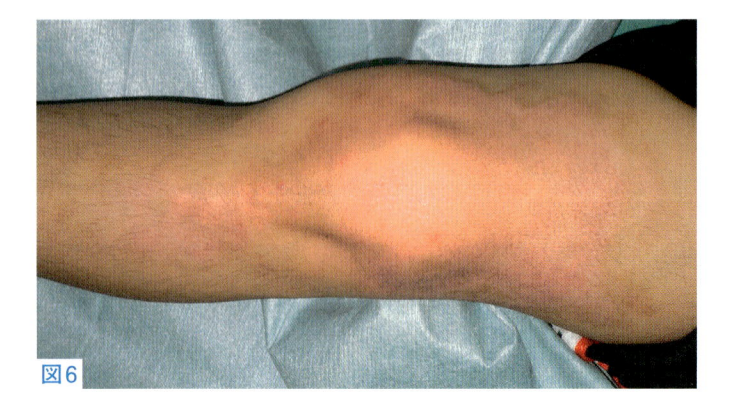

図4

図5

図6

3 下肢熱傷

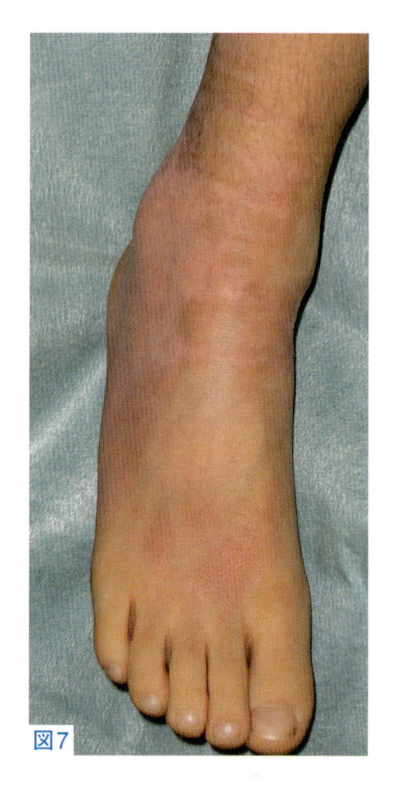

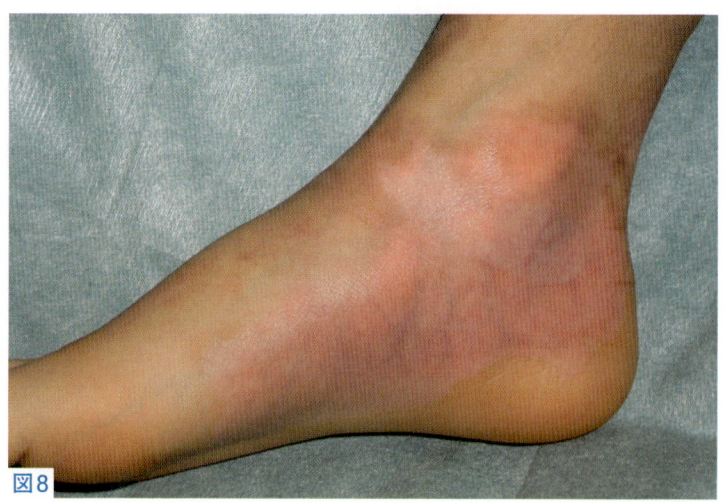

図7

図8

第4章 治療症例

症例 31

　3歳1カ月男児。熱湯で右足に熱傷を受傷し，近くの皮膚科医院で治療を受けていたが，治癒しないため近隣の市の形成外科医院を紹介された。同院で皮膚移植をしなければ治らず，植皮を行わないと歩行障害が起こると説明を受けたが，その説明に不安になりインターネットで検索して，受傷から12日後に当科を受診した。なお，2つの病院ではどちらもゲーベン®クリームを塗布したガーゼで創部を覆い，歩行しないように説明されていた。

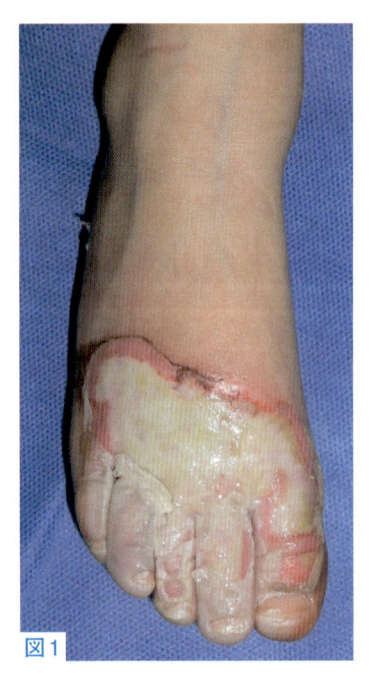

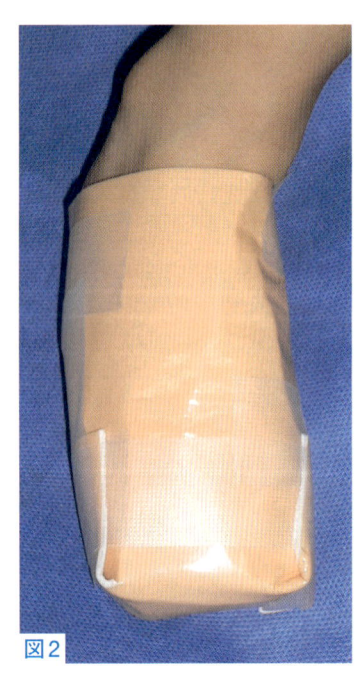

図1

図2

初診時，右足背〜全趾背にかけて，白い壊死組織が創面に固着していたが（図1），発赤などの感染兆候が認められなかったため，プラスモイスト®で袋状に覆うのみとした（図2）。また，自由に歩かせるように両親に説明し，4日後頃には普通に歩けるようになった。その後，壊死組織は自然に融解していき，治療開始8日後には壊死組織はほぼなくなった（図3）。その後は順調に創収縮が進み（図4），46日後に治癒した（図5）。治療開始から63日後の状態を示すが，足背にごく軽度の肥厚性瘢痕を認めるが，足趾に瘢痕拘縮はなく，歩行障害，機能障害は認められない（図6）。

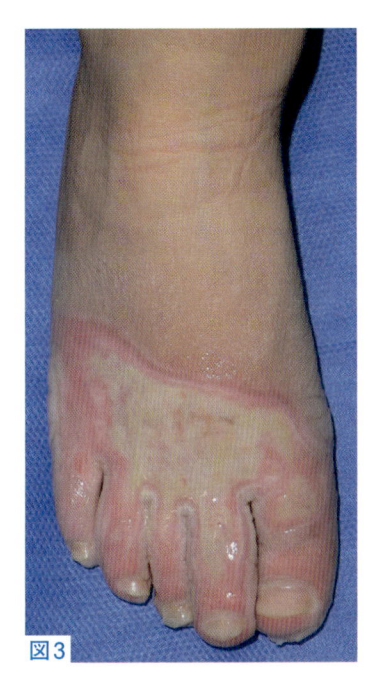

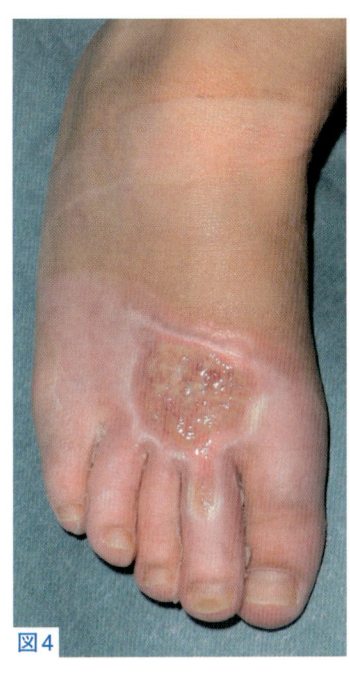

第4章 治療症例

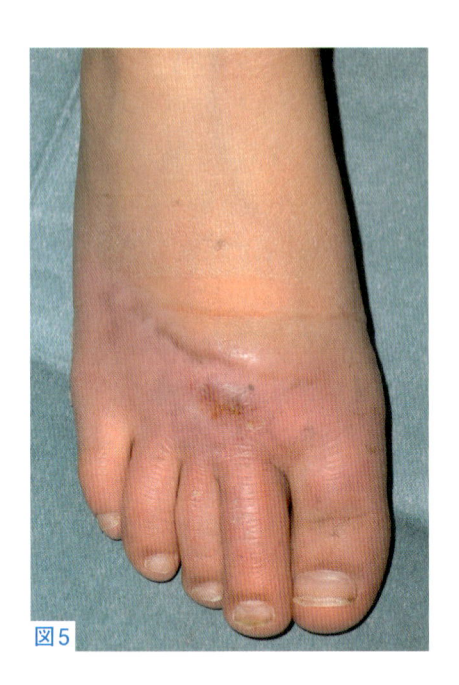

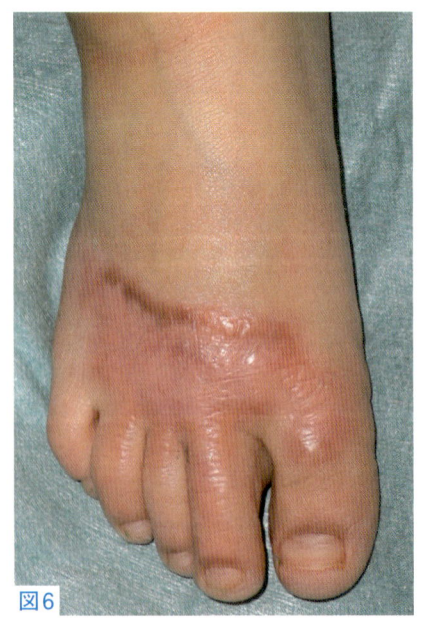

図5

図6

症例 32

50代女性。熱湯で左足に熱傷を受傷し，近くの総合病院形成外科で治療を受けていたが治癒せず，主治医より植皮が必要と説明を受けたがその説明に納得できず，インターネットで検索して受傷21日後に当科を受診した。なお，前医ではゲーベン®クリームで治療を行っていたが，痛みのために歩行もままならない状態だった。

初診時，左足背外側を中心に乾燥気味の熱傷潰瘍を認めたため（図1），ワセリンを塗布したプラスモイスト®で被覆した。順調に経過し（図2），17日後（受傷38日後）にほぼすべてが上皮化した（図3）。なお，当科での治療開始直後から痛みがなくなり，4日後には普通に歩けるようになり，仕事に復帰できた。

第4章 治療症例

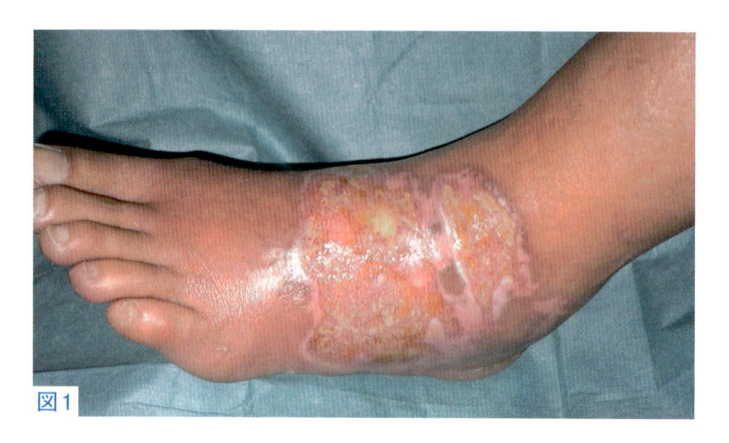

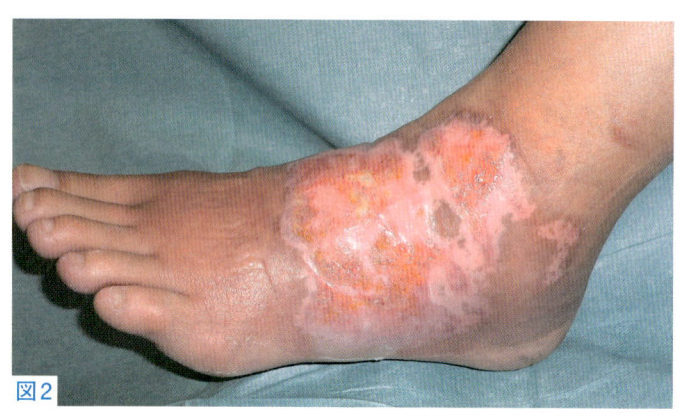

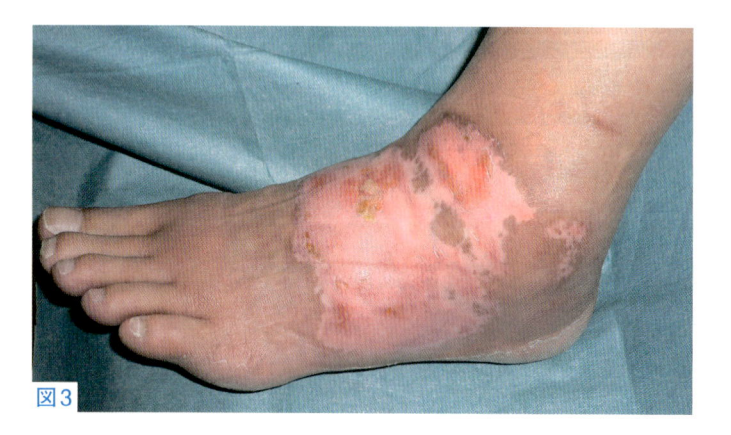

図1

図2

図3

3 下肢熱傷

症例 33

　20代男性。仕事中に熱した油が両足にかかり受傷。直ちに当科を受診した。

　初診時，右足背全体にわずかに水疱形成が見られ（図1），左足背は発赤のみであり，両足ともにワセリンを塗布したラップで覆った。翌日，左足は発赤も消退し，痛みもなくなったが，右足背には水疱が発生したため（図2），水疱膜を可及的に除去し（図3），ラップで被覆した。その翌日には水疱発生はなく，また，水道水で洗っても痛みは訴えなかったが，帰宅後，38度の発熱があり，翌日，創面を覆っているゼリー状の膜を除去して抗生剤を投与。以後，発熱はなかった。4日後には創面全体

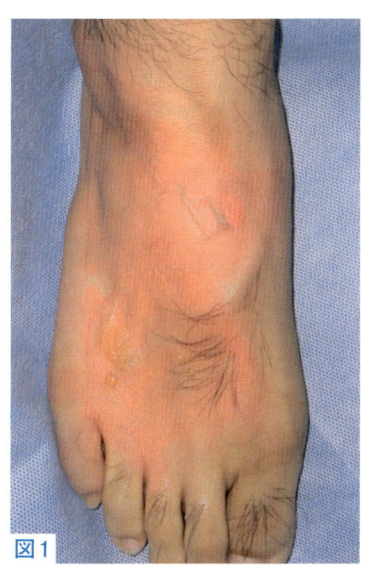

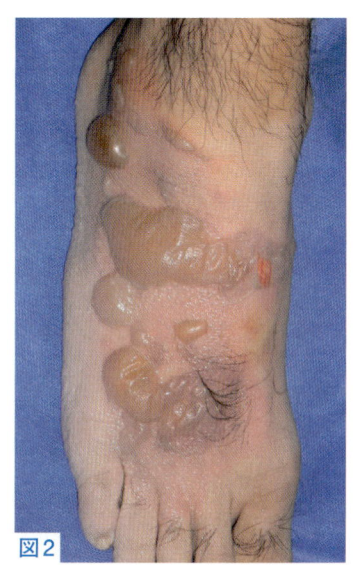

図1

図2

から上皮化が見られ（図4），16日後に完治し（図5），20日後に仕事に復帰した。31日後の状態を示すが，肥厚性瘢痕も瘢痕拘縮も認めない（図6）。

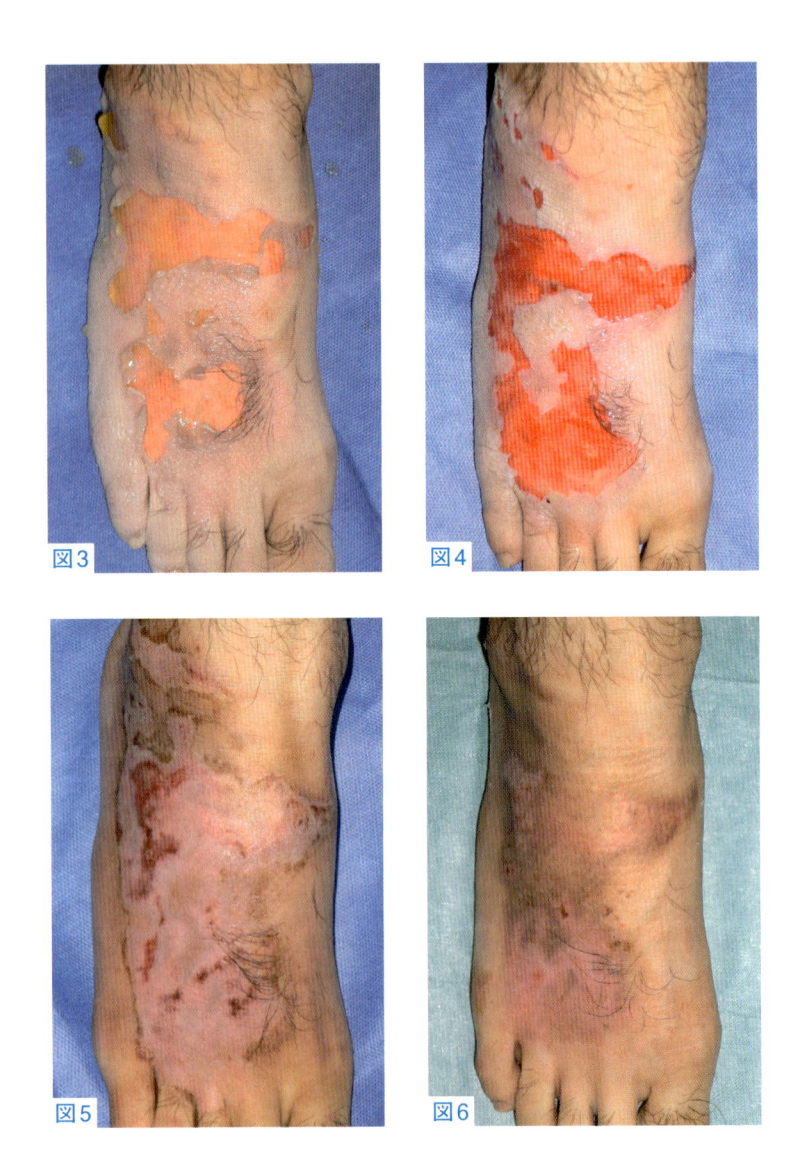

図3

図4

図5

図6

4　体幹熱傷・広範囲熱傷

症例 34

　1歳10カ月男児。味噌汁をこぼして前胸部，右上肢に熱傷を受傷し，救急車で総合病院救急外来に搬送され，皮膚科で治療を受けていたが，以前，テレビで湿潤治療についての番組を見たことを思い出し，受傷から4日後に当科を受診した。皮膚科ではゲーベン®クリームで治療をしていた。

　当科初診の状態を示すが，前胸部〜腹部，右上腕〜前腕にかけて熱傷創面を認めた（図1）。直ちにプラスモイスト®で被覆を行った。初診から4日後にはほぼ上皮化し，通院終了となった（図2）。

第4章 治療症例

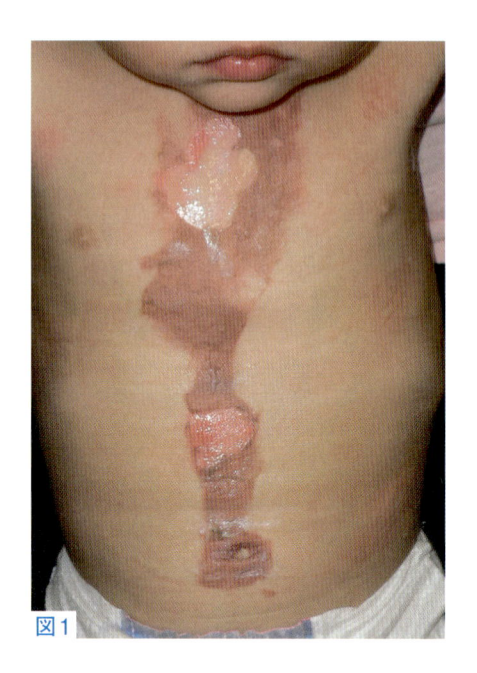

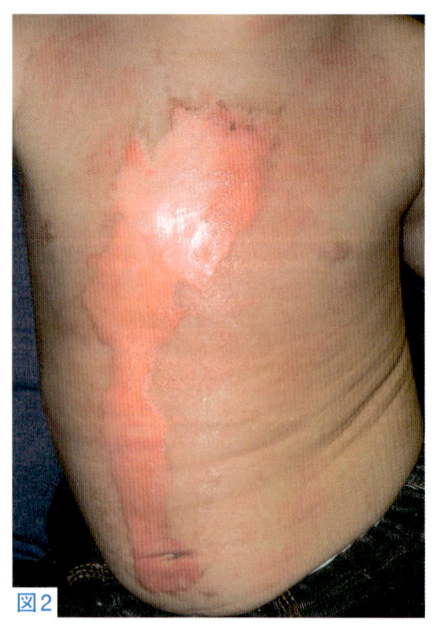

図1

図2

症例 35

　4歳女児。食事中にスープ餃子の鍋をひっくり返して腹部,臀部などに熱傷を受傷し,救急車で近くの総合病院に搬送される。インターネットで検索し,受傷翌日に当科を受診した。

　初診時,右側胸部〜側腹部〜臀部にかけて熱傷創を認め（図1），プラスモイスト®で被覆した。帰宅後は普通に遊べるようになり,発熱もなかった。5日後には側胸部はほぼ上皮化し（図2），23日後にすべて上皮化した（図3）。

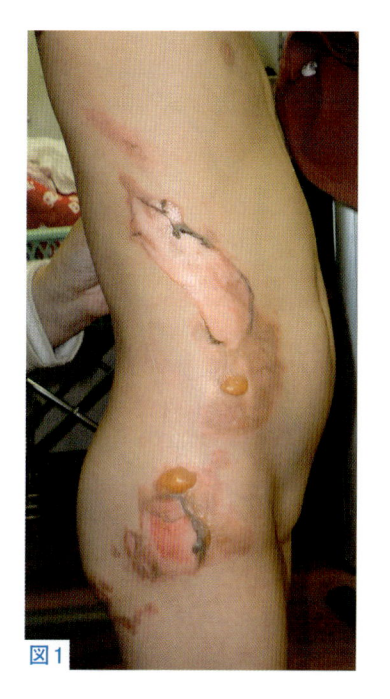

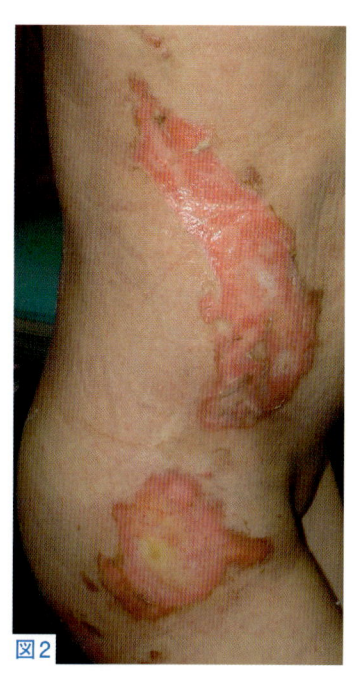

図1

図2

第4章 治療症例

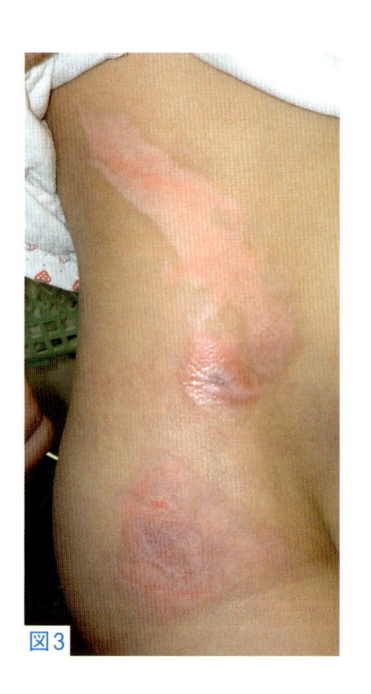

図3

症例 36

3歳女児。熱湯で右前胸部〜右上腕に熱傷を受傷し，救急車で総合病院に搬送され，皮膚科で治療を受けていたが，主治医から植皮をしなければ治らないと説明を受け，その説明に不安になってインターネットで検索し，受傷から28日後に当科を受診した。なお，前医ではゲーベン®クリームで治療をしていた。

初診時の状態を示すが，右前胸部〜肩〜上腕にかけての熱傷創面を認める（図1）。直ちにプラスモイスト®で創面を被覆した。39日後に遠位部は上皮化し（図2），治療開始88日後には創中央部に上皮が出現し（図3），その上皮が周囲に広がり（図4），172日後にほぼ上皮化した（図5）。治療開始389日後の状態を示す（図6）。右上肢の運動障害は認められない。

第4章 治療症例

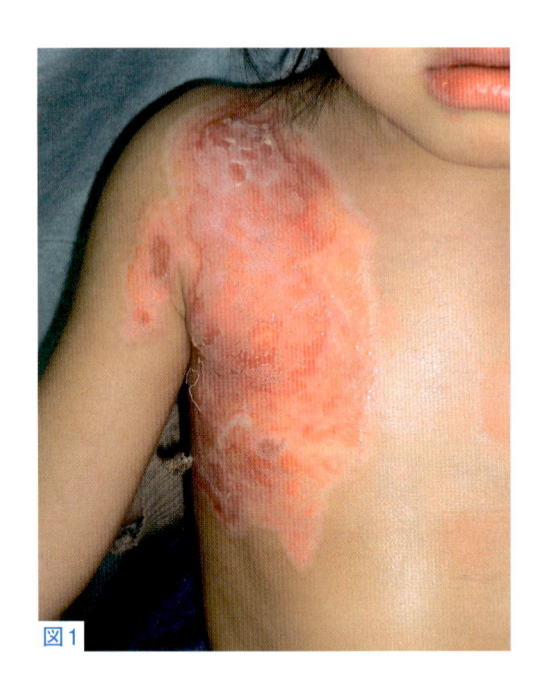

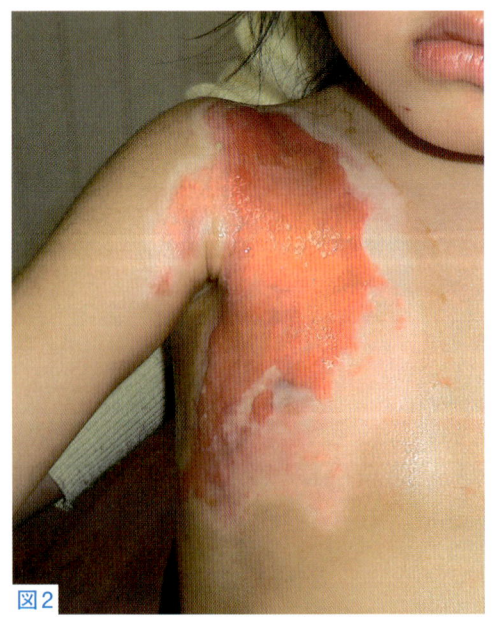

図1

図2

4 体幹熱傷・広範囲熱傷

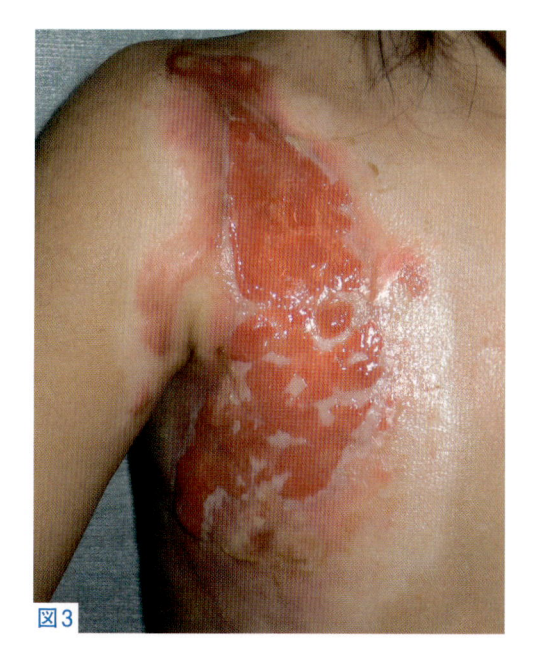

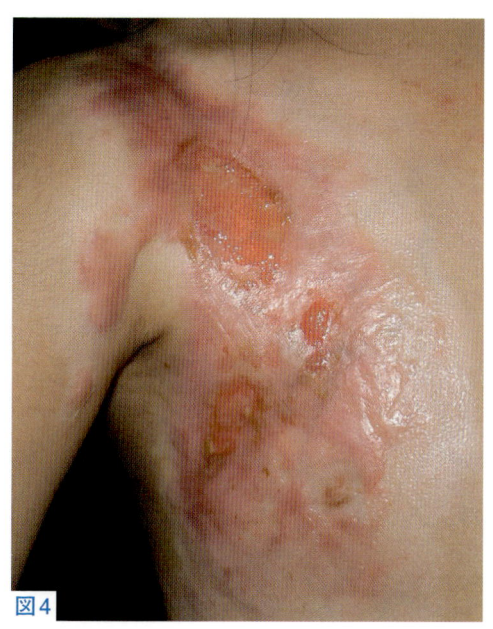

図3

図4

第4章 治療症例

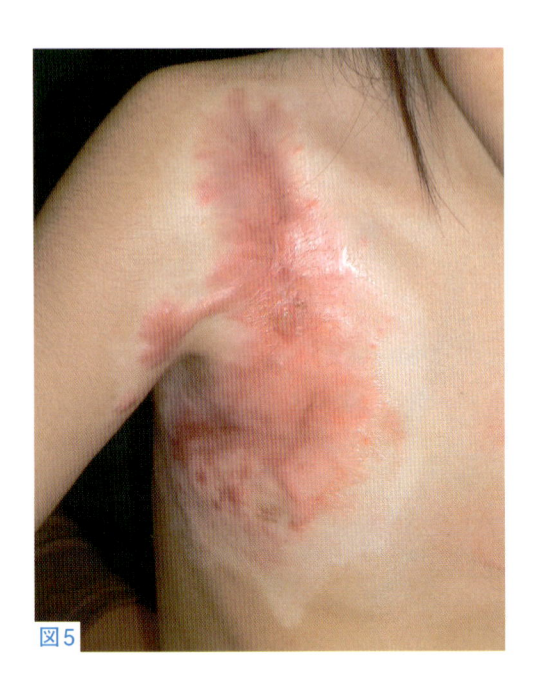

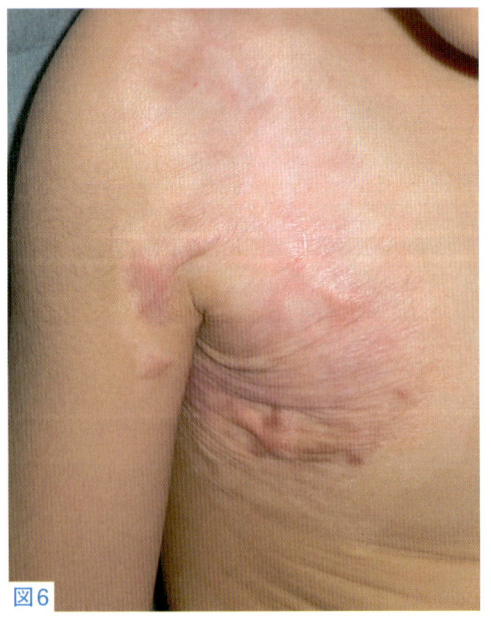

図5

図6

症例 37

　78歳男性。詳細は不明だが，自宅でゴミ焼きをしていて炎が衣服に引火して熱傷を受傷したらしい。夕方，仕事から帰った家族が異常に気づいて近医を受診し，翌日，当科を受診した。直ちに入院となったが，形成外科医は筆者のみであったため，整形外科の研修医と2人で治療することになった。なお，この研修医はそれ以前には熱傷治療の経験はなく，部屋は一般病室とした。

　初診時の状態は本書冒頭に示した通りだが，左肩から左上肢全体，左側胸部，そして左大腿外側から左下腿全周性の熱傷を認めた。創部はほとんど羊皮紙様に硬化し，面積は30％程度と思われた。創部は当初，プラスモイスト®とOpWTで被覆したが，面積が広いため，第3章1で述べたように45ℓ用ポリエチレンゴミ袋を切り開いて切れ目を入れて創面を覆い，さらにその外側をペット用シーツで覆う方法にした。

　補液は当初，Baxter公式で計算した量（体重72kgであり，初日の投与量は計算上8640mℓとなる）よりかなり少なめに入れたが，すぐに肺水腫を起こしたためBaxter公式では危険と判断し，尿量と心拍数のみをモニターし，最低限の尿量が維持され，心拍数が90を越えない量のみとし，500mℓ/day程度の補液で十分だった。経口摂取は制限しなかった。全身状態が安定してからは，脱水が認められた場合にのみ補液を行った。

　抗生剤は当初使用せず，3日後に39度の発熱があったためにセファゾリンの点滴を行ったが，それ以後は発熱はなく，経口

第4章　治療症例

薬も含め抗生剤はそれ以後一切使用しなかった。鎮痛剤は痛みの訴えがないため投与していない。

　羊皮紙様の硬い壊死皮膚に対しては積極的な切除は行わず，下腿壊死の中央部分に18G注射針をメス代わりに数cm程度の切開を入れる程度とした（図2）。切開の深さは柔らかい組織が出現するまでとした。これと短冊状ポリ袋による被覆で壊死皮膚は軟化して自然に剥がれていき，上肢で20日後頃，下肢では50日後頃にすべての壊死組織がなくなった。この間，発熱などの感染症状は認められなかった。

　治療経過中に数回，創面全体から分泌される浸出液の量を測定しているが，60〜80日後頃は700〜800㎖/day，120日後頃で400㎖/dayであった。また，入院中に行った血液検査では血中タンパク質や電解質の異常は認められなかった。

　皮膚欠損に対しては症例26のような皮膚移植は行わなかった。皮膚が薄くて分層皮膚採取が困難なためと，患者が局所麻酔での手術に同意しなかったためである。

　1日1回のドレッシング交換を医師1〜2名，看護師2〜3名で行ったが，ドレッシング交換に要する時間は8〜10分程度であった。

　受傷早期から歩行訓練を中心としたリハビリテーションを行い，合わせて家族に湿潤治療の原理と治療症例の経過を説明し，傷が治らない状態でも感染が起こらず，ゴミ袋だけで傷がゆっくり上皮化していくことを繰り返し説明し，在宅治療でも問題ないことを理解してもらった。

　家族の受け入れ態勢が整い，受傷から170日後に退院した。以後は訪問看護が週3回入り，それ以外の日は家族（妻と息子）が処置をして，看護師が創の状態をデジタルカメラで撮影して

筆者がそれを見る，という方法で治療を続けたが，退院後も全身状態は良好で，短い距離なら自力で歩行できるようになった。また退院後に創感染を起こすこともなかった。

　肩〜上腕の経過。初診時（図1），5日後（図2），11日後（図3），42日後（図4），432日後（図5）。

　前腕伸側の経過。初診時（図6），21日後（図7），432日後（図8）。肘関節のROMは正常である。

　手背の経過。5日後（図9），46日後（図10），251日後（図11），432日後（図12）。

　手掌の経過。初診時（図13），27日後（図14），42日後（図15），186日後（図16）。非常に頑固な性格でリハビリテーションを拒否したため左手はほとんど動かさず，結果として手指は拘縮した状態で上皮化した。

　側胸部の経過。15日後（図17），62日後（図18），432日後（図19）。長軸方向（上下方向）ではなく横軸方向（左右方向）に創収縮が起きていることが重要だ。これは体幹の動きを妨げない創収縮だからである。つまり自由に体幹部を動かさせて保存的に治療をすると，体幹の運動を妨げない方向に創収縮が進むのである。

　大腿部の経過。初診時（図20），46日後（図21），432日後（図22）。

　下腿部の経過。61日後（図23），432日後（図24）。股関節・膝関節のROMは正常である。

第4章 治療症例

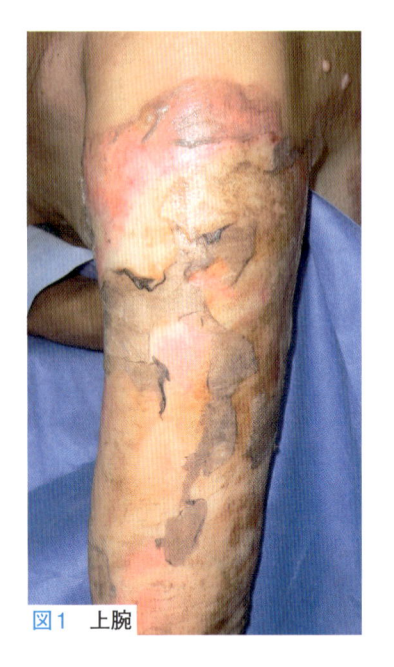

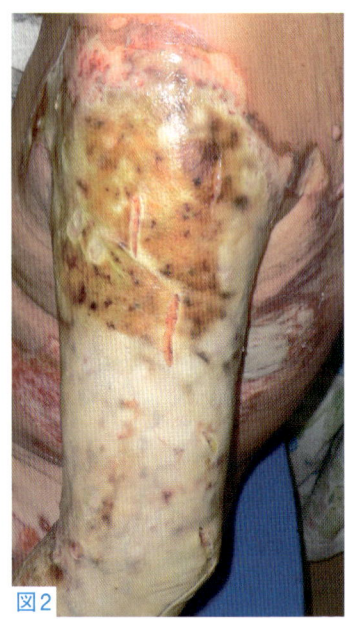

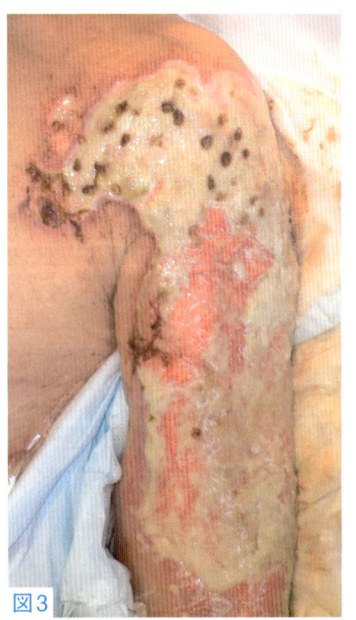

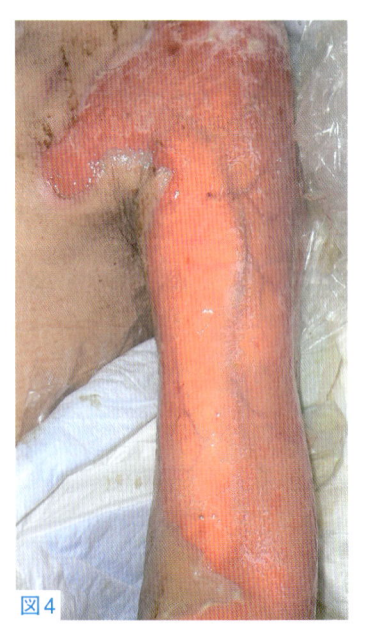

図1 上腕

図2

図3

図4

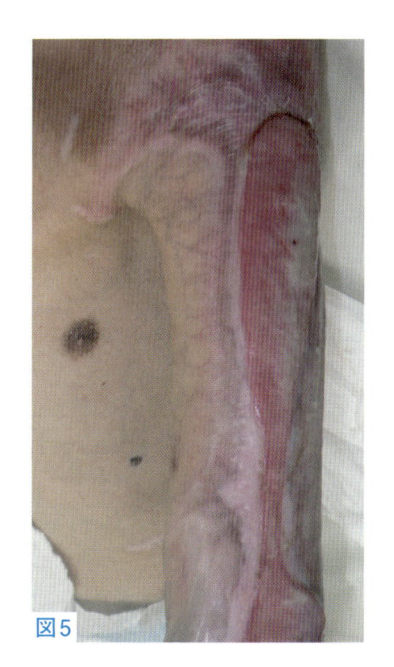

4 体幹熱傷・広範囲熱傷

図5

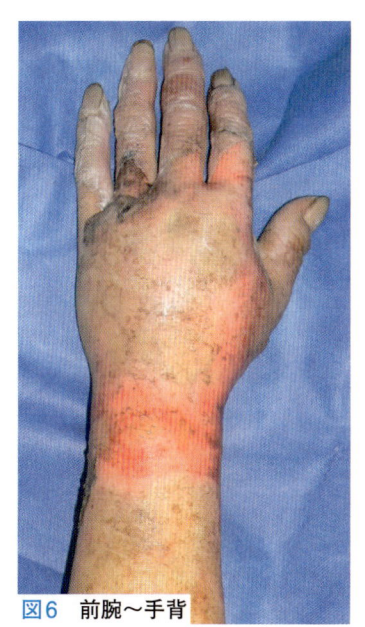

図6 前腕～手背

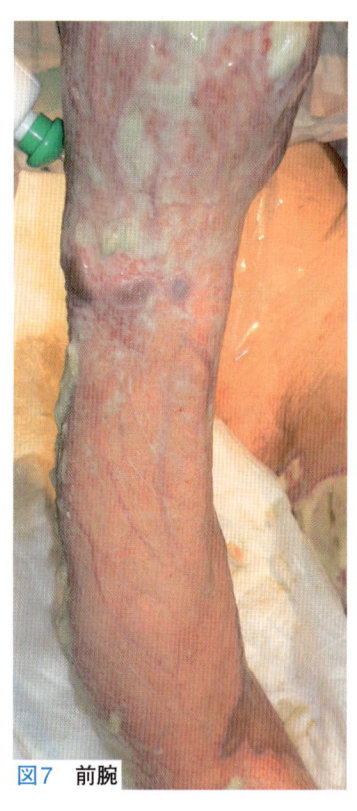

図7 前腕

第4章　治療症例

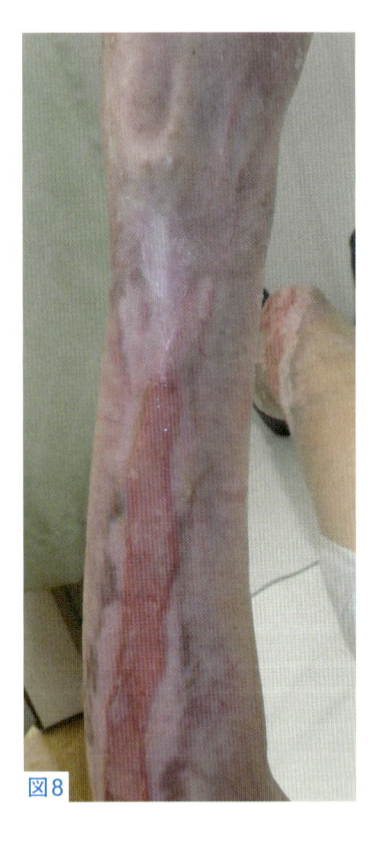

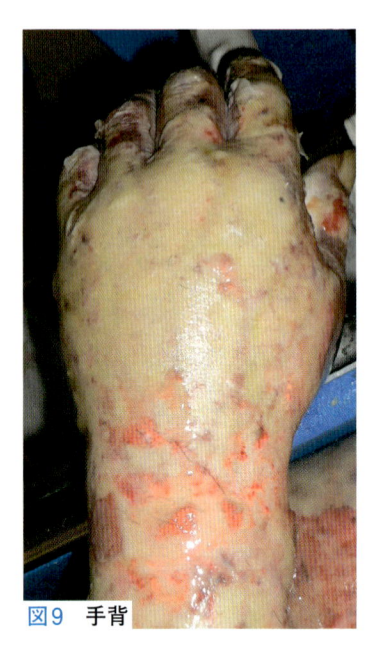

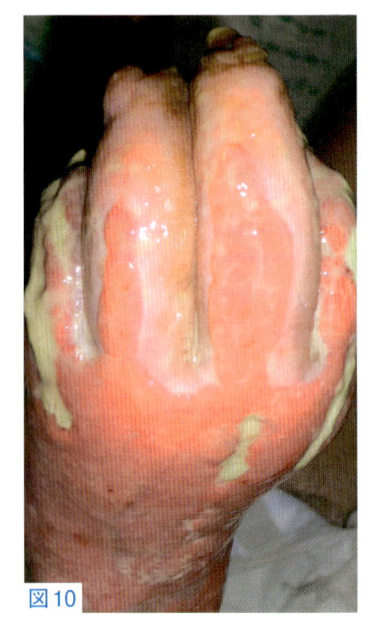

図8

図9　手背

図10

4 体幹熱傷・広範囲熱傷

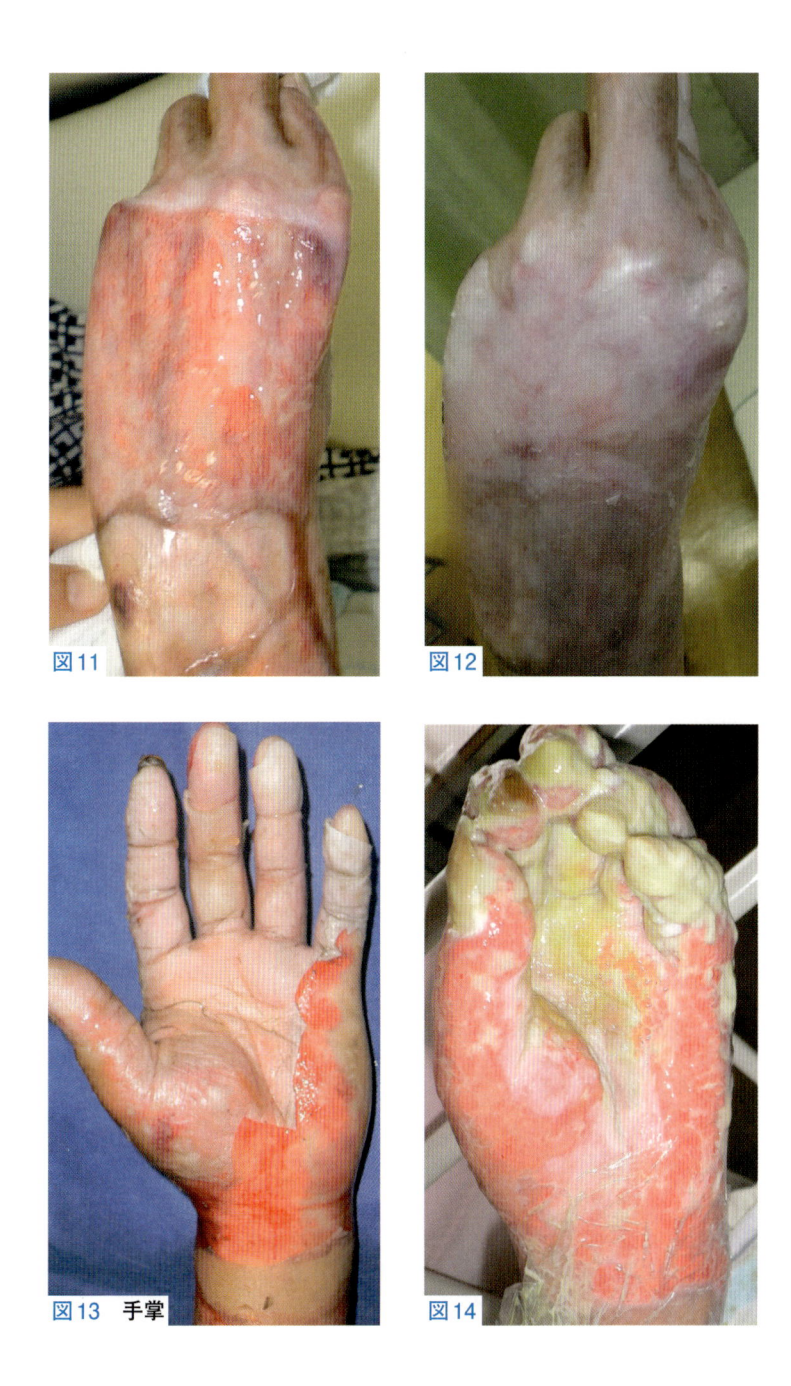

図11

図12

図13 手掌

図14

第4章 治療症例

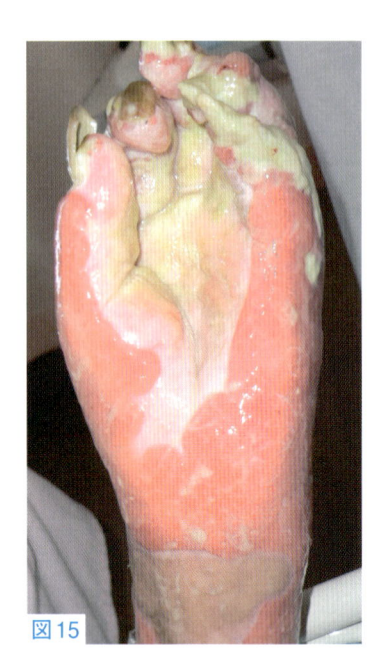

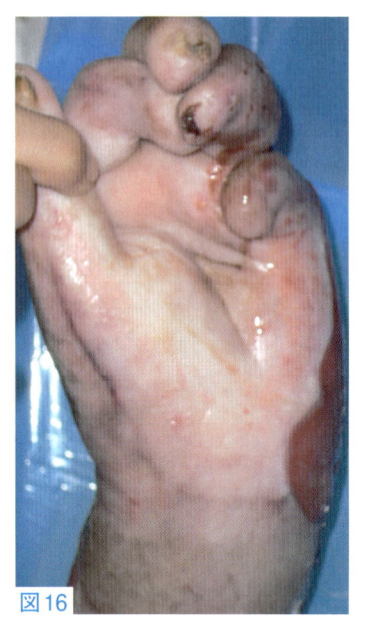

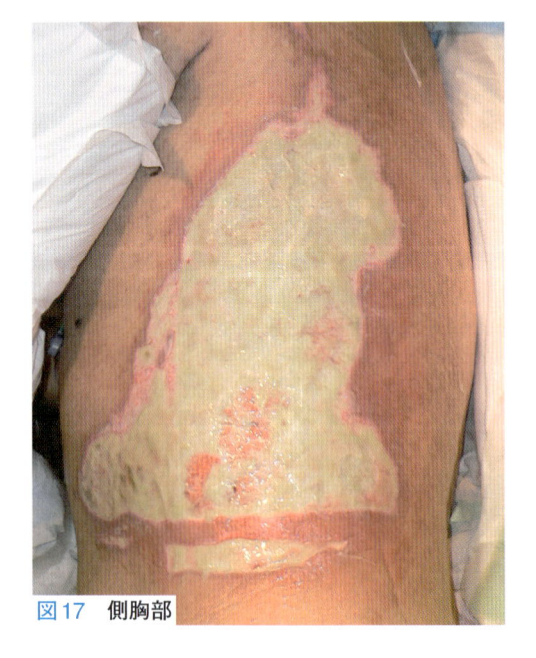

図15

図16

図17 側胸部

4 体幹熱傷・広範囲熱傷

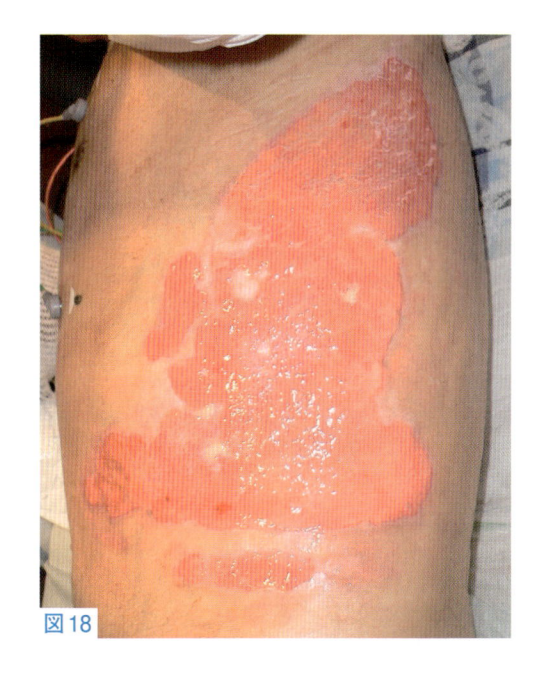

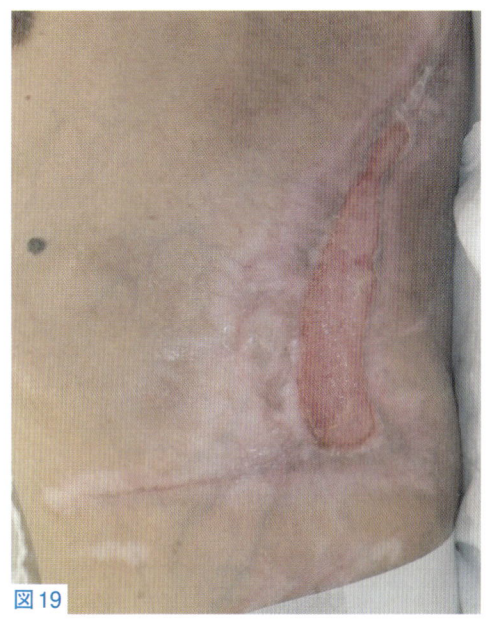

図18

図19

第4章 治療症例

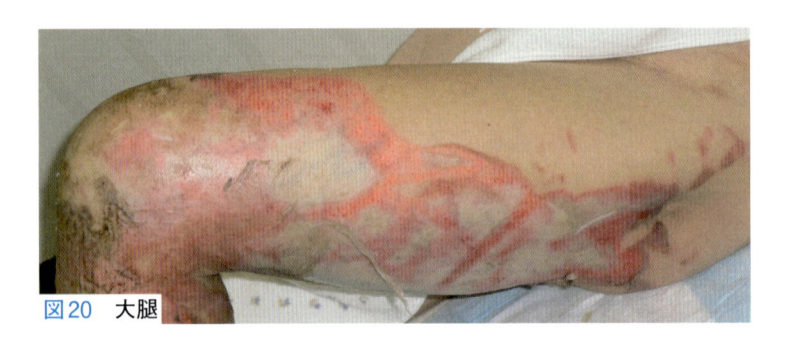

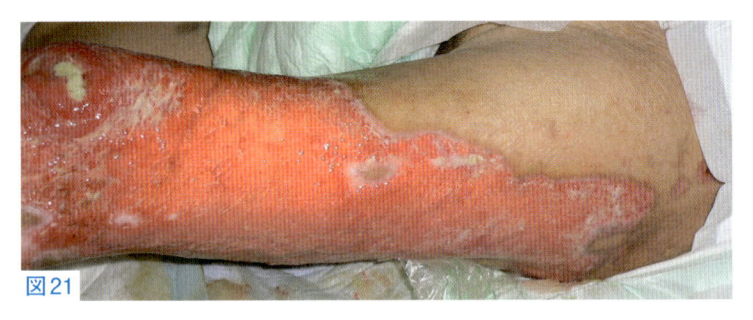

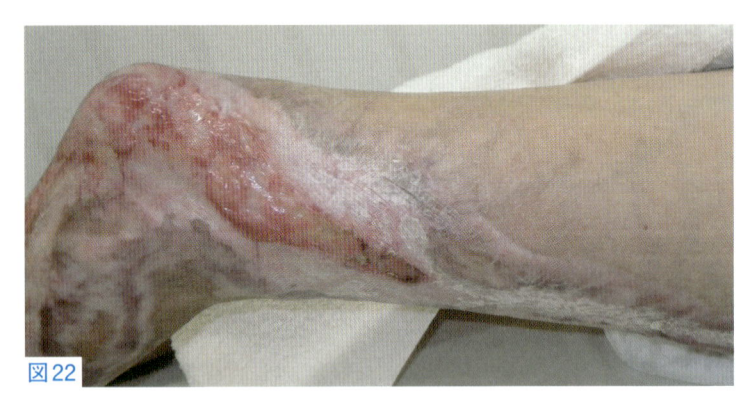

図20 大腿

図21

図22

4 体幹熱傷・広範囲熱傷

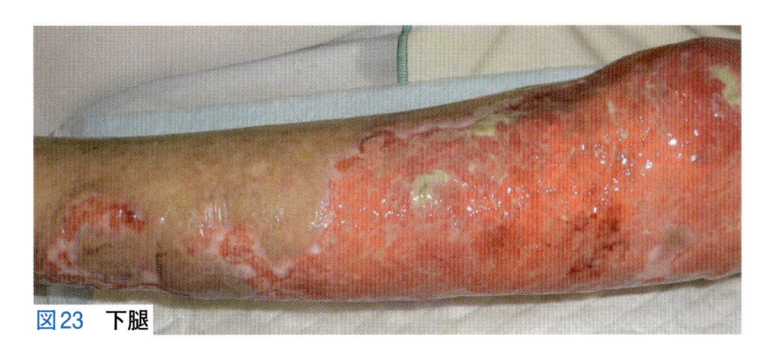

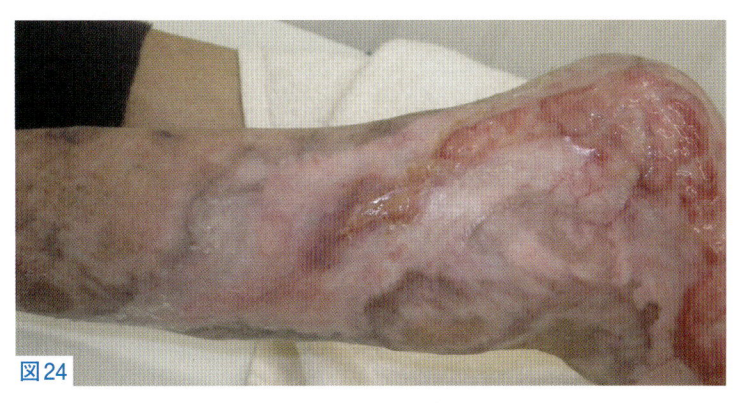

図23 下腿

図24

5　低温熱傷

症例 38

　4歳男児。湯たんぽが当たっていた左下腿に水疱ができていることに気づいたが，年末年始のため，自宅で様子を見ていた。知人から湿潤治療について教えられてネットで検索し，プラスモイスト®を購入して患部に貼付し，受傷から6日後に当科を受診した。

　初診時の状態を示すが，左下腿外側に潰瘍面を認める。潰瘍底の循環は良好であり（図1），プラスモイスト®を貼付した。治療開始9日後には良好な創面の収縮が見られ（図2），22日後（受傷28日後）に治癒した（図3）。

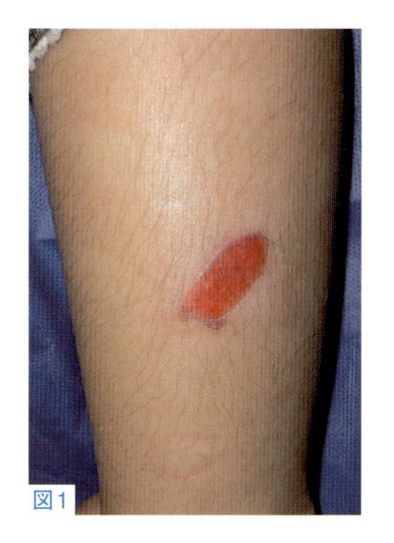

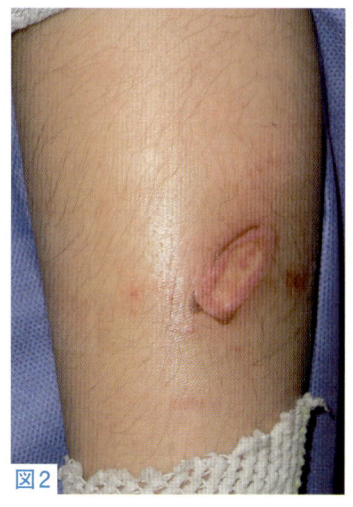

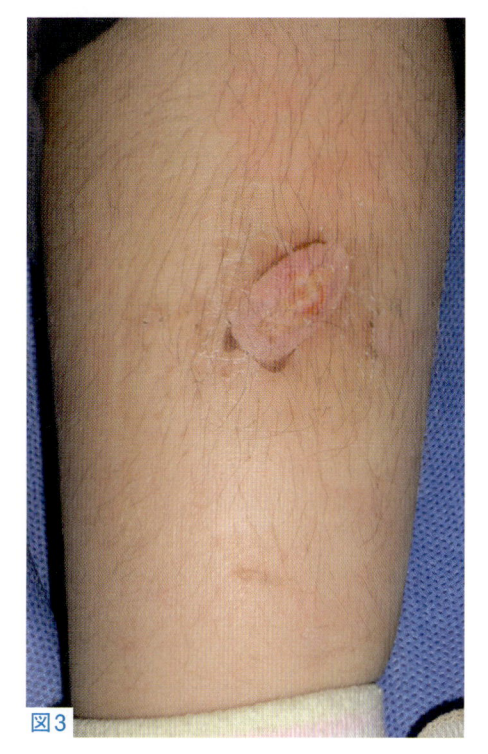

5 低温熱傷

図1

図2

図3

171

症例 39

11歳女児。湯たんぽが当たっているところに水疱ができていることに気づき，直ちに当科を受診した。

初診時，左下腿外側遠位に直径2cmの水疱を認め（図1），水疱膜をすべて除去し，プラスモイスト®で被覆した。翌日には痛みはなくなった。5日後，患部の痛みが出現し，軽度の発赤を認めたため（図2），抗生剤を投与し，痛みは消退して普通に走れるようになった。しかし，15日後に突然，痛みが再発し，創周囲に著明な発赤と圧痛を認めたため（図3），局所麻酔下に白色壊死組織を除去した（図4）。創部はアルギン酸塩被覆材で被覆し，翌日には痛みがなくなり，普通に歩けるようになった。以後はプラスモイスト®貼付のみで順調に経過した。19日後（図5），46日後と経過し（図6），75日後に完治した（図7）。

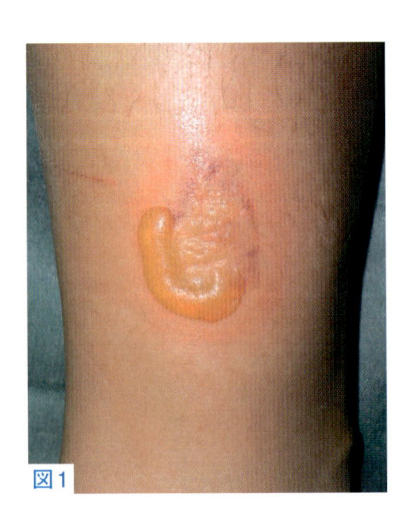

図1

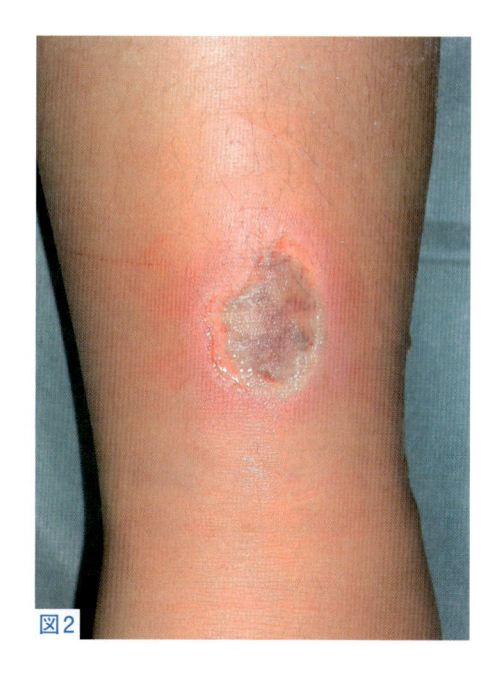

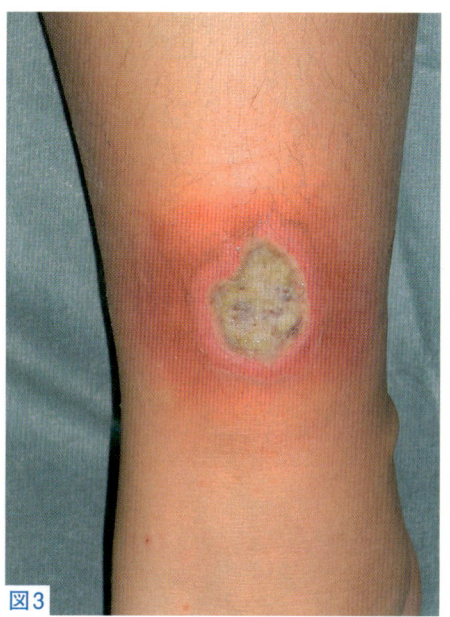

5 低温熱傷

図2

図3

第4章 治療症例

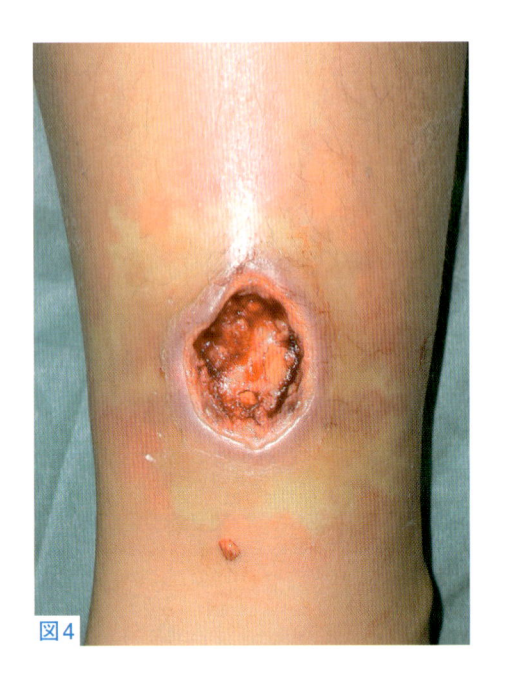

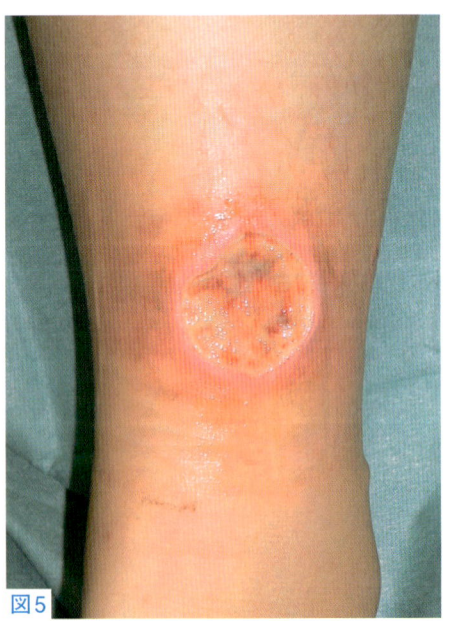

図4

図5

図6

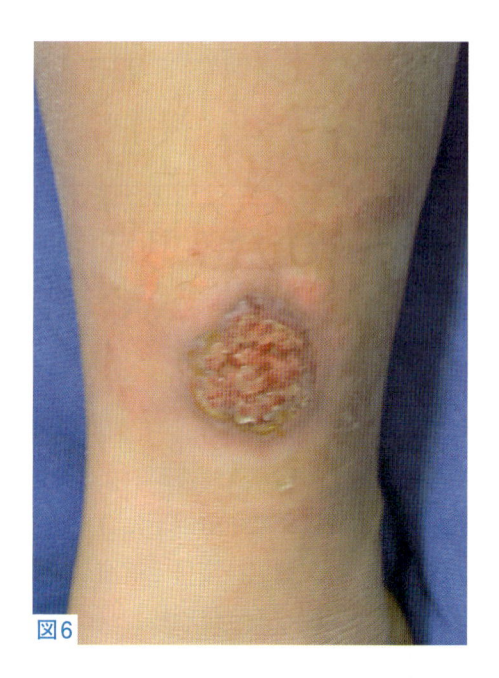

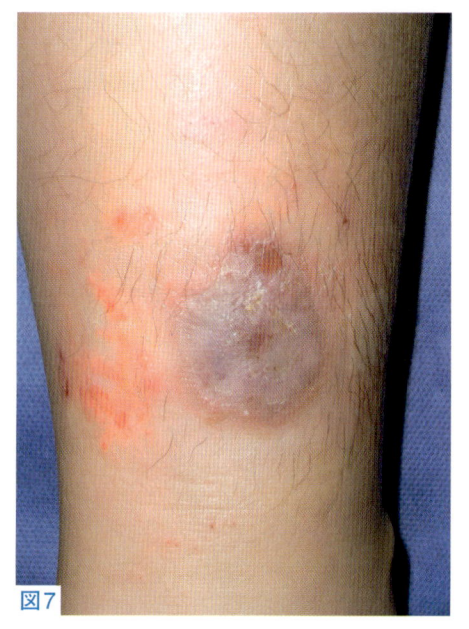

図7

症例 40

　36歳女性。湯たんぽを使っていて，起床時に下腿に痛みと水疱形成があることに気がついた。湿潤治療について知っていたためラップ貼付で様子を見ていたが，受傷7日後頃から患部の痛みが出現し，9日後に当科を受診した。

　初診時の状態を示すが，左下腿に壊死組織に覆われた直径1.5cmの熱傷潰瘍があり，その周囲に著明な圧痛を伴った発赤を認めたため（図1），直ちに局所麻酔下に壊死組織の中心部分を切除し（図2），アルギン酸塩被覆材で被覆した。翌日には痛みはなくなり，普通に歩けるようになった。以後は順調に経過し（図3），41日後に上皮化した（図4）。

　通常の低温熱傷は受傷から1～2週間後に突然痛みが出現し創部には著明な発赤が認められることが多い。これは壊死組織により浸出液が閉じ込められ，それを感染源とする創感染であり，壊死組織の外科的除去が必要である。

5 低温熱傷

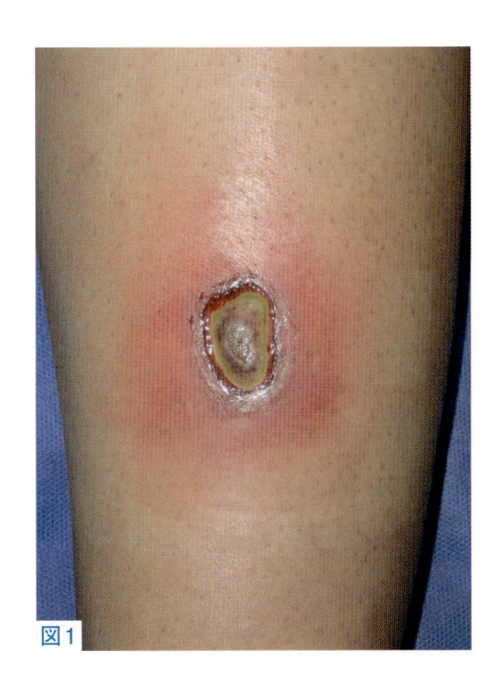

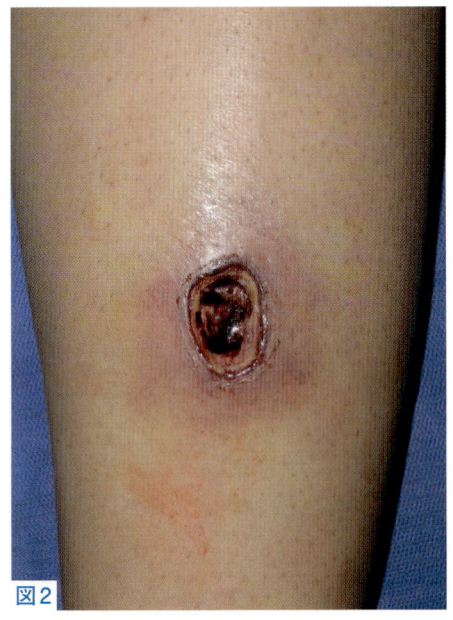

図1

図2

第4章 治療症例

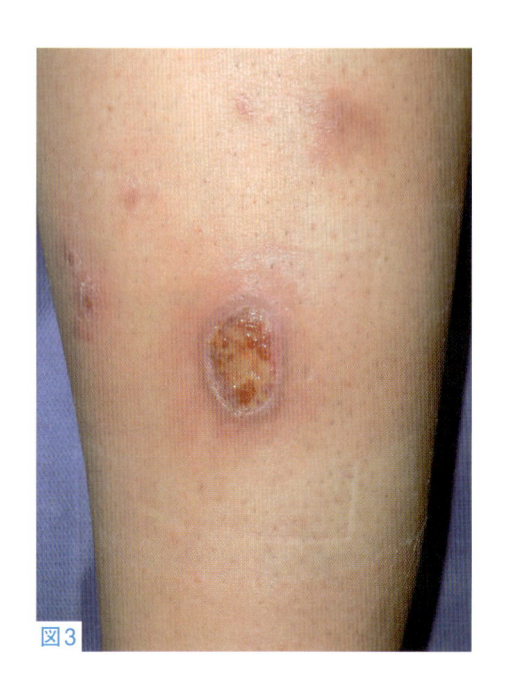

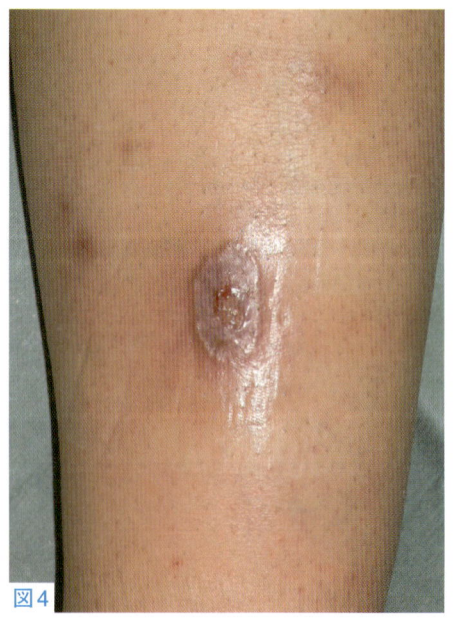

図3

図4

第5章

治療上のTips

第5章　治療上のTips

1　創感染の予防，感染創の治療

　熱傷創の感染予防，感染創の治療とは「感染源の除去」であって「細菌の除去・殺菌」ではない。具体的な方法は次の2つである。

　①熱傷水疱の可及的除去
　②創面を覆うゼリー状膜の除去

　①については基本的にすべての水疱膜を除去すべきである。水疱液がまったくなく，水疱膜が創面に完全に密着している場合には除去する必要はないが，このようなことは実際には極めてまれである。熱傷治療中に疼痛と発熱が見られた場合，多くは残っている水疱膜に一致して発赤が見られ，これを除去することで症状は軽快する。

　②は浸出液の多い創で見られる。症例を提示して説明する。最初の症例は大腿熱傷の症例で受傷3日後に突然患部の痛みが出現した（図1）。創周囲の発赤と圧痛を認め，直ちに残っていた水疱膜と創面に付着するゼリー状の膜を除去し（図2），翌日には痛みは治まった（図3）。2番目の症例は左足関節内側の熱

1 創感染の予防，感染創の治療

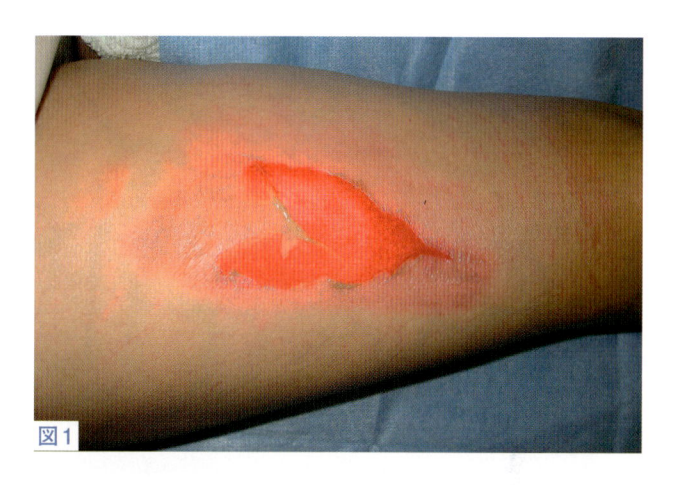

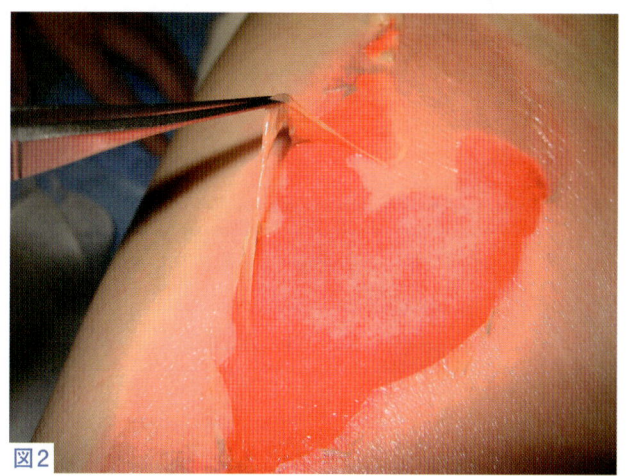

図1

図2

傷で受傷7日後に同部の痛みが出現した（図4）。発赤と圧痛を認め，直ちにゼリー状の膜を除去したが（図5），翌日には痛みはなくなり発赤も消退した（図6）。このように，このゼリー状の膜は攝子で簡単に除去できる。

　熱傷治療の経過中，それまでになかった痛みが出現したり発熱したりすることがあるが，これは創感染の症状であり，上記

第5章　治療上のTips

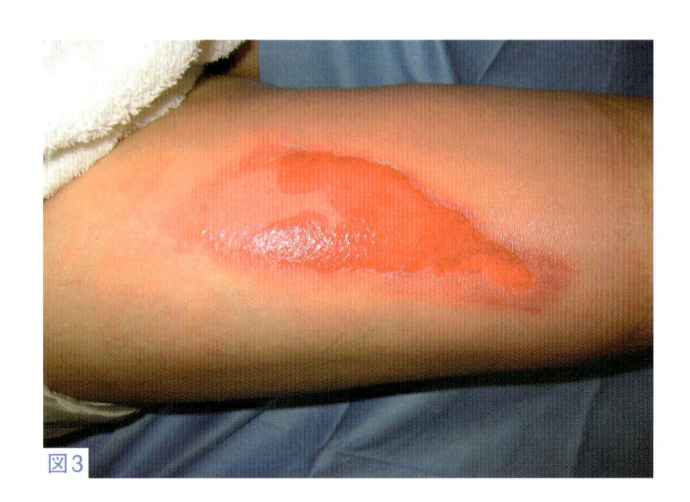

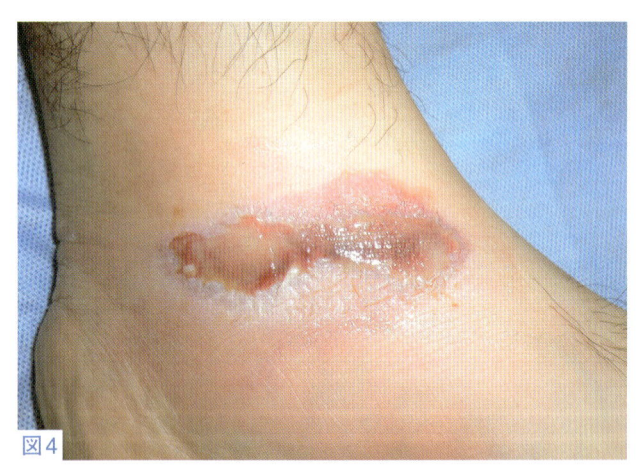

図3

図4

の2つの手段で対処できる。抗生剤は併用したほうがよいが，セフェム系内服で十分である。

　いずれにせよ，熱傷を湿潤治療している場合，疼痛がないのが普通であり，疼痛があっただけで異常事態と考えるべきである。そして感染が起きている場所を同定し，速やかに対処すべきである。

1 創感染の予防，感染創の治療

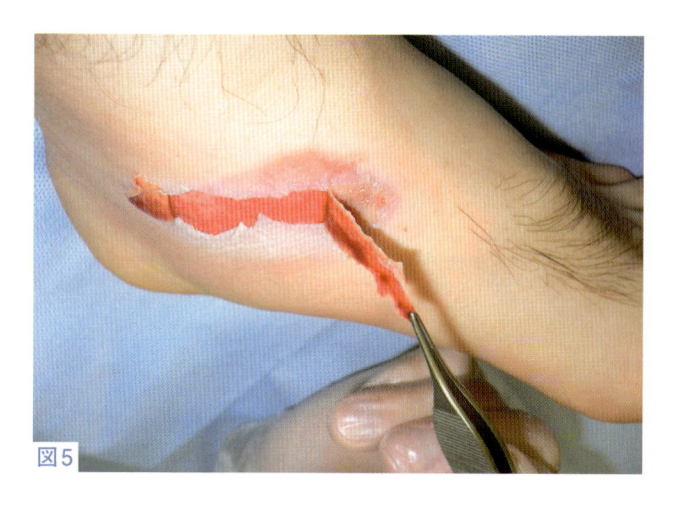

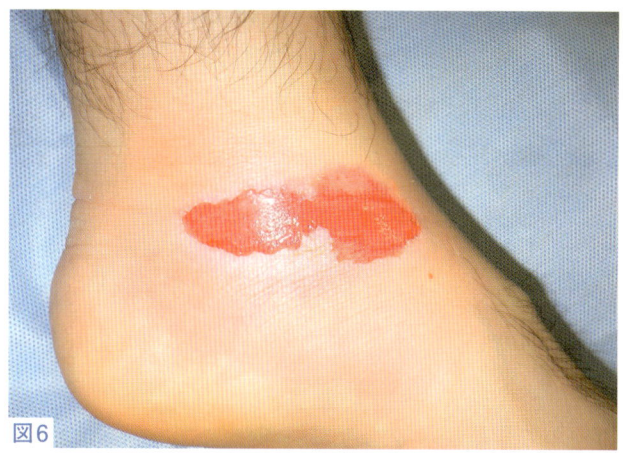

図5

図6

2 抗生剤の使い方

　基本的に，抗生剤は「創部痛，発熱があった場合」に投与する。これらの症状は創感染による症状だからだ。つまり，「熱傷症例に創部痛，発熱があったら解熱鎮痛剤でなく抗生剤を投与する」のが正しい。

　なお，裏技的な抗生剤の使い方として，「もしも創部が痛くなったり熱が出たりしたら服用するように」と説明して抗生剤をあらかじめ処方してもよい。特に連休前には抗生剤を処方したほうがよい。不意の発熱や創部痛は抗生剤内服だけで十分にコントロールできるからである。

　一般には抗生剤は予防的投与が行われているが，これはまったくナンセンスである。将来どの時点で感染起炎菌が侵入するかは事前に予測不能だからだ。つまり，3日間抗生剤を投与しても4日目に侵入する細菌は防げないし，7日間予防的投与しても8日目に細菌が侵入すれば感染が起こるからだ。しかし，菌が侵入したとしても，感染源となるものがなければ感染は起こらない。したがって感染源の除去が唯一の感染予防となる。

3　複数指熱傷のドレッシング

　複数指熱傷の際のドレッシングであるが，第4章の症例12〜14などに示すように，ひとまとめにしてプラスモイスト®で手全体を被覆するのみでよく，指を1本ずつ分けてドレッシングする必要もなければ，指間にガーゼを挟み込んで指を分離することも不要である。なぜかというと，熱傷を受傷した瞬間，人間は反射的に手を握り締めるため，たとえ手のⅢ度熱傷であっても指間の皮膚がすべて全層壊死になることはないからだ。

　また従来は，患部の安静が重要と考えて指間と手掌に大量のガーゼを乗せて包帯を巻き，いわゆる「ドラえもんの手」状態にしていたがこれも意味がなく，プラスモイスト®かラップをあてて軽く包帯を巻く程度でよい。手指熱傷では手指の動きをなるべく妨げない最小限のドレッシングにすることが最も重要であり，手指を自由に動かさせながら上皮化させることが手の機能障害を防ぐ最善の方法である。

4 乳児手掌熱傷における瘢痕拘縮予防

　乳児の手掌熱傷において常に問題になるのが瘢痕拘縮による屈曲拘縮（伸展障害）である。その予防のため，手指を伸展位に保つ装具やドレッシング方法が考案されているが，それらは本当に予防効果があるのだろうか。

　第4章の乳児の手熱傷症例を見るとわかるが，瘢痕拘縮を起こしたのは症例14（7カ月児，上皮化に27日を要した）と症例20（10カ月児，上皮化までに25日間）であり，症例17（1歳4カ月児，上皮化までに28日）では瘢痕拘縮は起きていない。これらの症例は上皮化までに20日以上を要していて熱傷深度は同程度と思われ，局所治療法も同じであり，異なっているのは年齢のみである。筆者の経験則では，生後12カ月未満であればどんな予防策を講じても程度の差はあれ瘢痕拘縮は必発であり，2歳以降であればDDBでも瘢痕拘縮はほとんど起こらなくなる。

　これは手指の伸筋と屈筋の力のバランスが年齢とともに変化することが原因だろう。人間の手は本来，伸筋より屈筋が優位

で，乳児期ではその傾向が最も強い。このため，乳児の手熱傷では1日の大半が手を握った状態であり，屈曲した状態で上皮化するため瘢痕拘縮を生じやすいと考えられる。一方，乳児期以降になると手を握っているより手を開いている時間が長くなり，屈曲拘縮が生じにくいと考えられる。要するに，乳児の手熱傷の瘢痕拘縮は治療のミスではなく，人体の解剖学的・生理学的特性により起こるべくして起こったものと考えられる。

　ちなみにこの乳児期における屈筋優位という性質は，人類の祖先である樹上生活をしていた霊長類から受け継いだものだろう。樹上生活において子供は母親にしっかり自力でしがみつかなければ落下して死ぬしかないからだ。またゴリラやチンパンジーなどは四足歩行時にナックルウォークと言って前肢の手指を曲げて指背側を地面につけて歩行するが，これは屈曲位が最もエネルギー消費が少ない手の形だからである。

5 下腿・足背熱傷の注意点

　湿潤治療による熱傷治療の最大のメリットは患部の痛みがほとんどないことだ。従来の熱傷治療では激しい痛みがあり，しかもそれに対する有効な治療法がなかったことを考えると，「痛みを伴わない熱傷治療」がどれほど革命的かよくわかる。

　しかし，痛くないことが下腿・足背熱傷では時に裏目に出ることがある。痛みがないため，患者は熱傷が治ったと勘違いしてスポーツや立ち仕事をすることがあり，その結果，患肢に高度の腫脹をきたし，感染を併発したり創が深くなることがあるのだ。下腿や足背では重力の作用が加わるため上肢より腫脹が発生しやすいためと考えられる。

　このため，下腿・足背熱傷の患者には，たとえ痛みがなくても数日間は安静にするように十分説明し，安静が保てない場合には腫脹から痛みが生じ，場合によっては創が深くなることがあることを事前に説明しておいたほうがよい。

6　デブリードマンのコツ

　Ⅲ度熱傷のデブリードマン（debridement）は「創面を覆っている壊死組織の除去」を目的にしてはいけない。目的は「感染源（＝壊死組織の下に溜まっている浸出液）を除去すること」であり，溜まった浸出液を外に導き出すルートを作ることである。

　このためには，症例37で示したように，羊皮紙様に硬くなった壊死皮膚の硬い部分（通常は厚さは1〜2mm程度）に割を入れるのみでよく，柔らかい層が出てきたらそれ以上切開する必要はない。硬化した皮膚全層壊死は水分を通さないが，その下の柔らかな壊死組織は水分を通すからである。そのうえで，創面をOpWTや「切れ目を入れたポリ袋＋紙おむつ」などで覆っておけば壊死組織の下に溜まっていた浸出液はドレナージされ，感染を起こすことはほとんどなくなる。また，壊死組織の切開に際して麻酔は不要である。

　このようにすると，硬化した壊死組織は数日で融解して軟らかい白色壊死となるが，この壊死組織も無理に切除する必要は

なく，自然に遊離して剥がれるまで待ってよい。

　いずれにしても，感染症状がなくドレナージが効いていれば，壊死組織が残っていても気にする必要はない。

第6章

従来の熱傷治療の問題点

1 Ⅱ度熱傷とⅢ度熱傷の鑑別は2週間で行えるのか

　『熱傷治療ガイド2010』には，「熱傷深達度は，肉眼的観察やレーザードップラー血流計，ビデオマイクロスコープにより評価するが，判断が困難な場合には，保存的加療にて約2週間待つとSDBの部分は上皮化が完了し，より深い部分は潰瘍として残存するため境界が明瞭となる。この潰瘍となった部分は手術を必要とする部位であり，手術適応として最もわかりやすい」と説明している。要するに，「SDBは2週間以内に上皮化し，上皮化しないものはDDB，DBである。DDB，DBは自然に上皮化しないので手術が必要」という診断を推奨している。

　実際，他院で治療されてきた熱傷症例の多くは，「2週間経過しても治癒しないためⅢ度熱傷であり，皮膚移植しなければ治らない」という説明を主治医から受けていて，多くの医師が受傷後2週間を判断の目安にしていることがわかる。

　しかし，この2週間という数字にはまったく根拠がない。Ⅱ度熱傷とⅢ度熱傷の鑑別は2カ月までは不可能であり，2週間を過ぎても熱傷創は上皮化するからだ。これを実例を挙げて説明

| 図1 | 図2 |

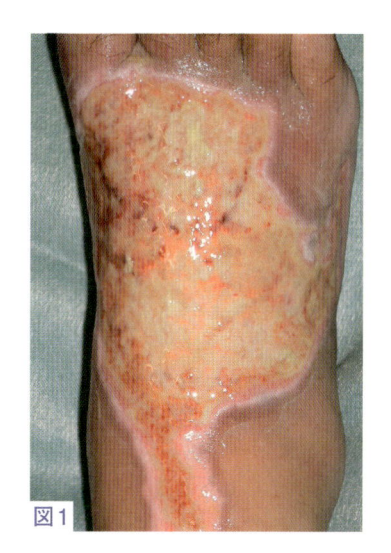

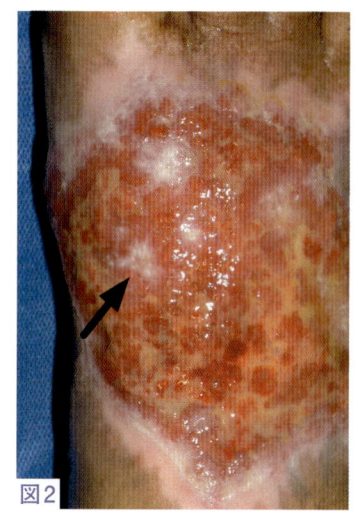

する。

　症例1　68歳女性。熱湯の入ったヤカンをひっくり返し，右下腿前面〜足背に熱傷を受傷。直ちに当科を受診した。これに対しプラスモイスト®で治療したが，足背は14日後でも壊死組織で覆われⅢ度熱傷と思われた（図1）。しかし，保存的治療を続けていったところ，65日後に足背の創面に突然，島状に皮膚が出現（矢印）して次第に広がり（図2），86日後にはかなりの部分が再生皮膚で覆われた（図3）。

　症例2　58歳女性。熱湯で右足背に熱傷を受傷。受傷5日後の状態は典型的なⅢ度熱傷と思われた（図4）。受傷32日後には足背外側に4つの「皮膚の島」が出現し（図5），50日後には内側部分にも新たに皮膚が出現している（図6）。

　症例3　41歳男性。作業中に高温の鋼材に両下肢をはさまれて受傷。受傷5日後（図7），23日後の状態（図8）を見ると右足底外側はⅢ度熱傷と思われた。しかし，46日後に肉芽の中に

図3　図4

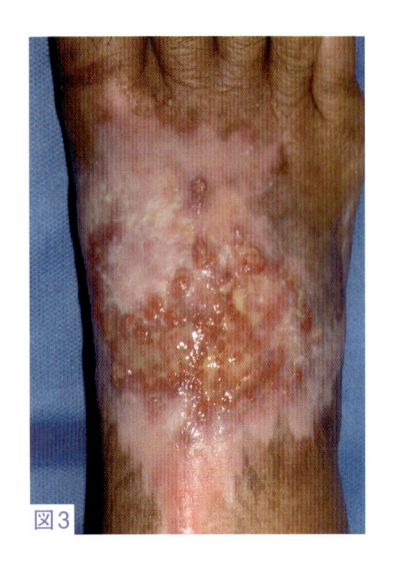

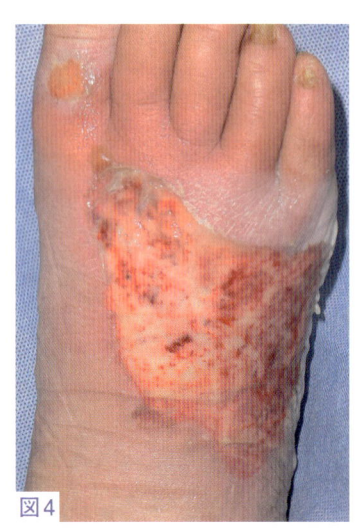

島状皮膚が数個出現し（図9），59日後には「島」が拡大融合している（図10）。

　このように，Ⅲ度熱傷と思われた創面に受傷から1〜2カ月後に島状に皮膚が出現することは珍しいことではない。したがって，それ以前にはⅡ度熱傷かⅢ度熱傷かは鑑別不可能である。

　また同時に，「2週間で上皮化しないものは自然には治癒せず，治療法は手術のみである」という常識もまた嘘であることがわかる。これらの3症例は保存的治療でその後治癒し，しかも機能障害も起きていないからである。

　さらに，この3例のうち2例は足背熱傷である。足背は皮膚が薄く，容易にⅢ度熱傷になると信じられてきた部位であるが，受傷後2カ月を経て上皮が出現したということは，皮膚付属器官は従来考えられてきた以上に強靭な組織であるということを証明している。

　逆に言えば，従来の受傷後2週間での「これはⅢ度熱傷であ

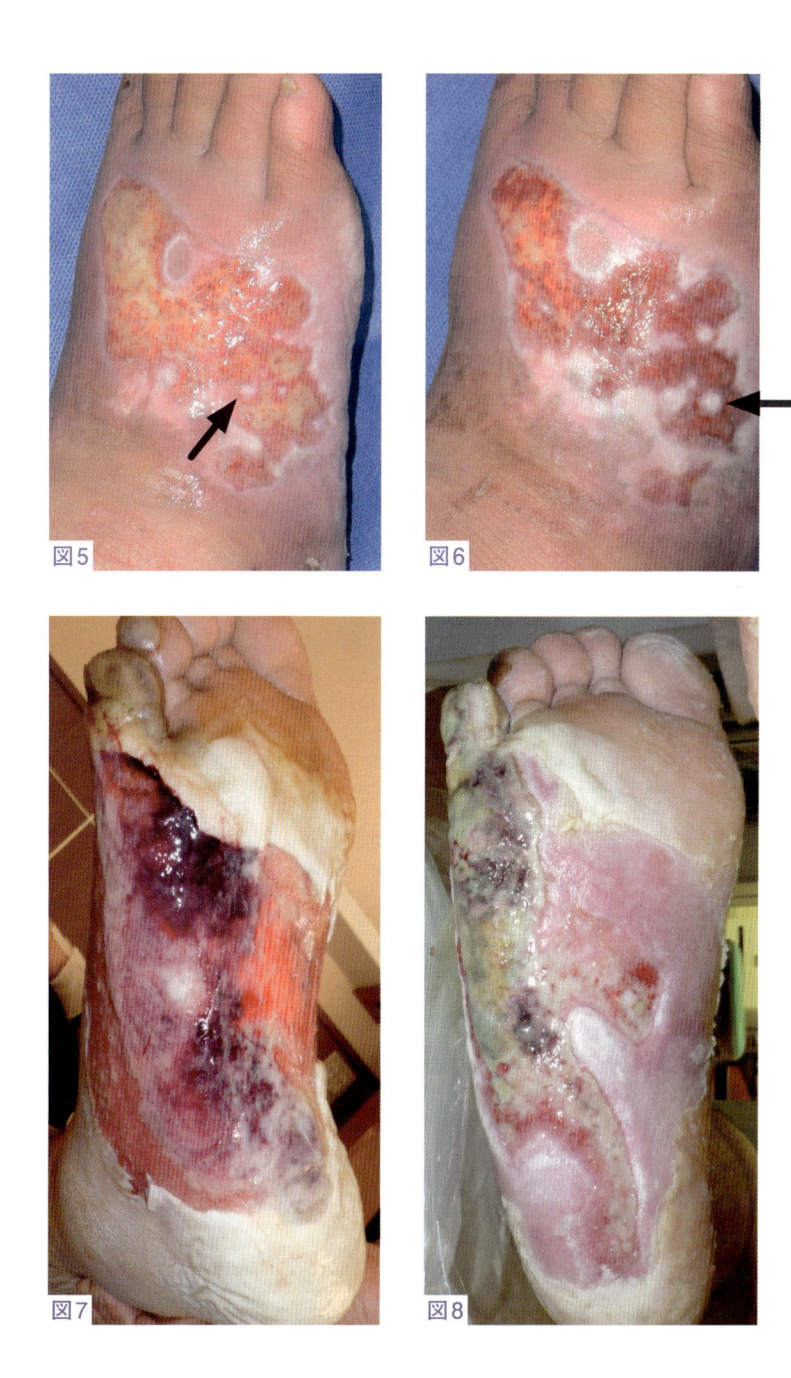

1　Ⅱ度熱傷とⅢ度熱傷の鑑別は2週間で行えるのか

図5

図6

図7

図8

図9

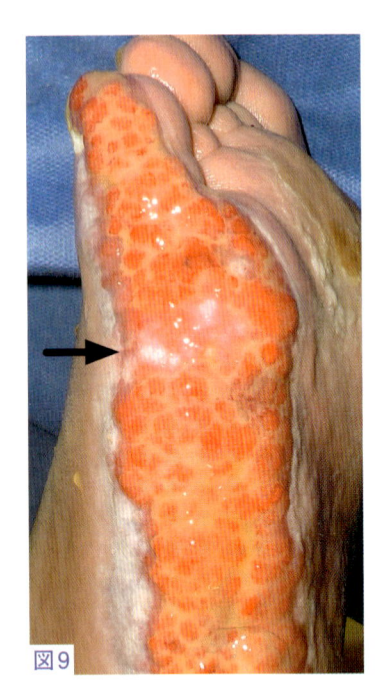

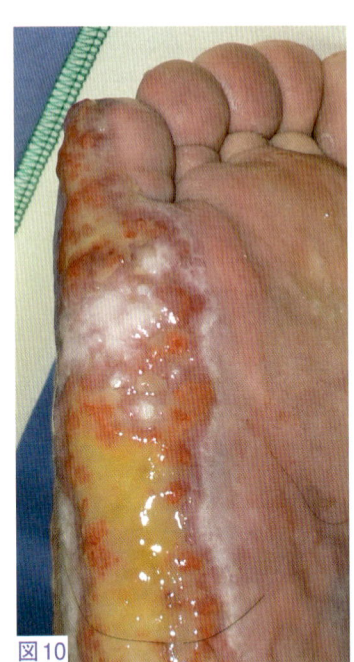

図10

る」という診断のほとんどは誤診であった可能性が高く，Ⅲ度熱傷の診断のもとで行われた皮膚移植術は不要な手術だったことがわかる。

2　植皮をしないと治らないと診断された症例の分析

　第4章でさまざまな熱傷症例を提示したが，そのうち，症例8，9，10，13，23，29，31，32，36の9例は大学病院形成外科，総合病院形成外科，熱傷センターで治療を受け，主治医より「皮膚移植しなければ治らない。皮膚移植をしなければ機能障害を残す」と植皮術を勧められていた症例である。

　症例の経過写真を見て明らかなように，Ⅲ度熱傷（DB）であったのは症例8と31のみ，DBとDDBの混在だったのは症例10のみであり，症例29，32，36はDDB，そして症例9，13，23はSDBであった。つまり，保存的治療であと数日で治癒するSDBに対し，熱傷治療の専門医は「皮膚移植をしなければ治らない深い熱傷である」と診断を下し，手術を勧めていたことになる。そして，湿潤治療の存在を知らなければ患者は医者の言うがままに手術に承諾し，本来不要な皮膚移植を受けていたはずだ。

　次の4例も大学病院形成外科などで手術が必要と言われた症例である。図1は前胸部のSDB，図2は足背のSDB，図3は足

第6章 従来の熱傷治療の問題点

背のDDBであり，図4は大腿熱傷だがほとんど上皮化していて小さな潰瘍が散在する程度であった。それぞれ，初診後10日，7日，16日，2日で治癒したが，特に図4はほぼ治癒状態であり，これを診察して手術が必要と判断する形成外科医がいるということ自体が信じがたいことだが，これは紛れもない事実である。

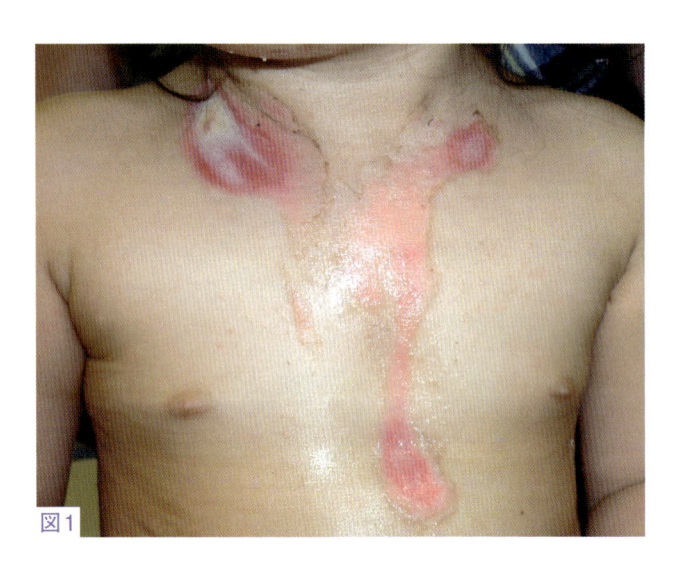

図1

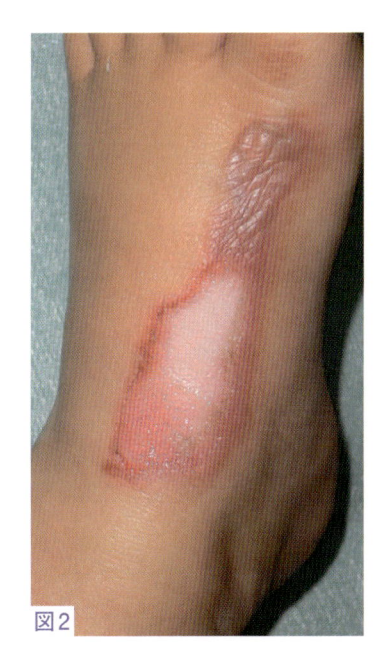

2 植皮をしないと治らないと診断された症例の分析

図2

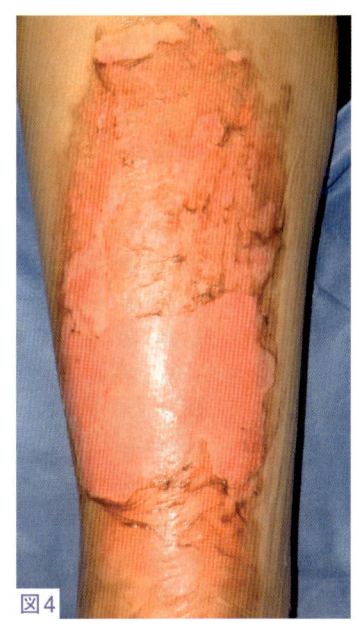

図4

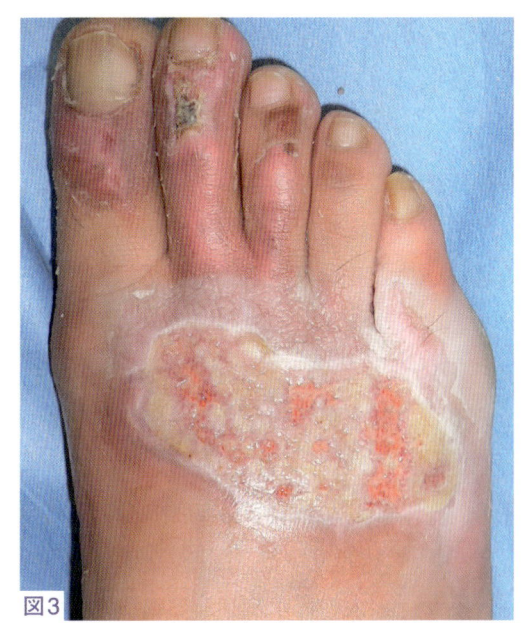

図3

3 移植皮膚は時間が経てばきれいになるのか

　皮膚移植術後，長い時間を経た移植皮膚がどのように変化するかについては，専門家の間でもあまり論じられないようだ。ここでは症例数は少ないが20年以上経過した症例を提示して検討してみる。

　図1は手背熱傷に対し67年前に腹部からの全層皮膚移植をした例である。本来の手背の皮膚と移植皮膚の色調，肌理が違いすぎ，明らかに異様な外観を呈している。もちろん，移植皮膚の生着が目的であれば皮膚移植術は成功といえるが，「熱傷の治療目的はきれいな上皮を再生させること」と考えると，これは「きれいな上皮再生」からは程遠いものである。

　図2は33年前に前腕熱傷に対し大腿から分層皮膚移植を行った症例である。これも患者側からすれば「異様な外観の皮膚」であり，これで「治った状態」と説明されても困惑するはずだ。

　図3は交通事故による大腿〜下腿皮膚欠損に対して行われた網状植皮の24年後の状態である。医者の目からすれば「完治した状態」であるが，素人の目からするとこれは「鱗に覆われた

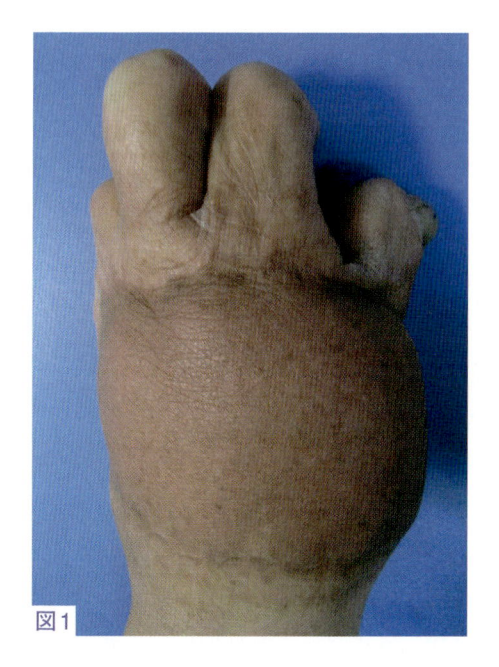

3 移植皮膚は時間が経てばきれいになるのか

図1

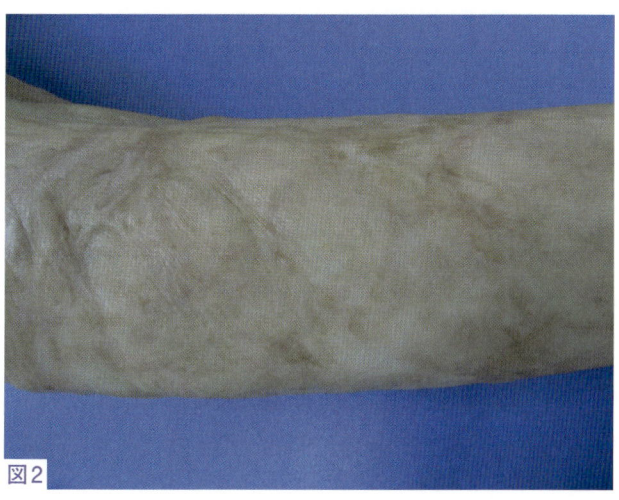

図2

第6章　従来の熱傷治療の問題点

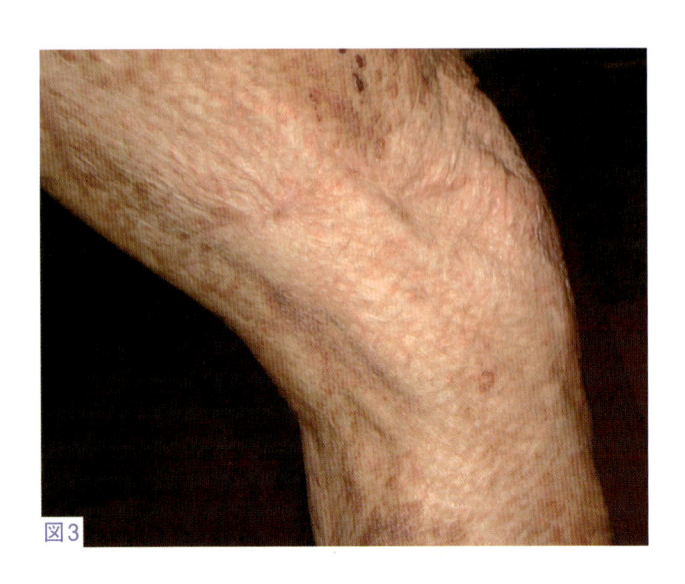

図3

足」であり,「治療に失敗した傷跡」と感じるはずだ。ちなみに, この患者は「いずれきれいになるから」と説明されて手術に踏み切ったが, 24年たっても移植皮膚はきれいにならないことを医者は知らずに手術を勧めたのではないかと疑っている。

　熱傷による皮膚欠損層の治療とは欠損部位を皮膚で覆うことである。そのために皮膚移植術が行われている。「皮膚で創面を覆うこと・移植皮膚を生着させること」が最終目的だとすればこの3例はいずれも治療成功である。だがそれは, あまりにレベルの低い「治療成功」ではないだろうか。皮膚移植は終生残る醜形を残す治療だからだ。

　第4章の顔面Ⅲ度熱傷（症例5）, 前腕Ⅲ度熱傷（症例8）は皮膚移植なしに保存的治療で上皮化させた症例だが, この皮膚移植3例と比較してどちらが治療として優れているかは読者自身が判断してほしい。

4 患部の安静が運動障害をもたらす

　熱傷を含め外傷の治療の大原則は「患部の安静」であるが，筆者の経験では患部を安静にしてなるべく動かさないようにすると瘢痕拘縮が生じて運動障害を起こし，逆に，患部を積極的に動かして上皮化させると瘢痕拘縮はほとんどなく運動障害は起こらない。これは第4章の顔面Ⅲ度熱傷（症例5），上腕〜前腕Ⅲ度熱傷（症例8），足背Ⅲ度熱傷（症例31）で明らかである。つまり，早期から患肢をよく動かしながら治すと，運動障害のない治癒，瘢痕拘縮のない治癒が得られるわけである。

　筆者は以前からこの現象について，湿潤状態を保ちながら運動させて形成される肉芽は柔軟で動きに耐え，その肉芽を足場に拡大する表皮もまた可動性の良好な柔軟な皮膚を形成するが，患部を安静に保つと肉芽は「動かない硬い肉芽」となり，その上に再生する皮膚もまた固く可動性に乏しいものとなる，と考えている。要するに，安静状態で形成される肉芽と運動して形成される肉芽では，肉芽の質が違っているように思われるのである。これは，胸骨正中切開による開心術後の縦隔炎治療

例からも裏づけられる。これらの症例は創内の乾燥を防ぐだけで死腔が深部から肉芽で埋まっていき，最後に上皮化して治癒するが，いずれの症例も心臓の動きは正常なのである。これは，湿潤状態で動きのある部位に形成される肉芽は動きを制限しないという証明ではないだろうか。

また，足背や膝関節部などの可動域の大きい部位のIII度熱傷では最後の数cmの上皮化にかなり時間がかかることがまれではない。しかし，わずか数cmの上皮化に数週間かかった症例でも瘢痕拘縮は軽度であり，運動障害は起きていないのである。これはあたかも，皮膚自身が「運動に耐える柔軟な皮膚」となるために最適のタイミングを計っているかのようだ。

いずれにせよ，従来の熱傷治療につきものの瘢痕拘縮や運動障害は「消毒と乾燥治療」により発生したものであり，いわば医原性合併症だったのである。

5　治療期間短縮を治療目的にすべきか

　上皮化完了までの期間でみると，安静にしたほうが早く上皮化が得られ，動かしながら上皮化させるとそれより時間がかかってしまう。つまり，保存的治療においては，「治療期間」と「運動障害のない治癒」は一種のトレードオフの関係にあり，「早く治るが運動障害が残る治療」か「時間はかかるが運動障害のない治療」かの二者択一であり，「短い治療期間で運動障害もない」という選択肢はないようだ。

　医者はともすると「治療終了までの期間（＝入院期間）の長短」で治療成績を判断しがちだが，実は患者の人生においては治療終了後の生活のほうが長く，治癒終了後に支障なく生活できることのほうが人生において重要なのである。入院期間がいくら短くても，それを短くするために機能障害・運動障害が起きては治療としては本末転倒なのである。

　また，これまで提示した症例でわかるとおり，湿潤治療ではかなりの面積の熱傷でも外来通院で治療可能であり，創部の痛みも運動制限もなく，患者自身で簡単にドレッシング交換でき

るため，仕事や勉学を妨げることはほとんどない。また，外来通院も週に1回程度で十分であり，治療に多少日数がかかっても患者の日常生活の妨げにはほとんどなっていないのである。

「植皮をして早く治したほうが患者の利益になる」という考えもあるが，植皮のためには入院が必要となり，その期間は日常生活も仕事もできないことになる。入院は患者にとってもその家族にとっても大きな負担となることを，医師は常に念頭におくべきである。

6　熱傷瘢痕癌は発生するか

　湿潤治療は保存的治療であるため，治癒後の熱傷瘢痕癌の発生を危惧する医師がいるが，これはまったく杞憂であろう。もちろん，湿潤治療が始まってまだ10年足らずで，熱傷患者の長期成績を検討するのはこれからであるが，論理的に考えると従来の熱傷治療のような熱傷瘢痕癌の発生はないと考えられる。従来の保存的治療と湿潤治療では，治癒した状態がまったく異なっているからである。

　従来の熱傷治療は「消毒と乾燥」を基本にしていたため瘢痕自体が固く，その上を覆うのも正常な皮膚でなく，柔軟性のない脆弱な瘢痕組織であった。このため，いったん傷ができると治りにくく，その傷に対する治療も「消毒と乾燥」であったため容易に難治性潰瘍となった。そして，特に頭部のように外力を受けやすい部位の熱傷瘢痕にできた潰瘍では繰り返し物理的刺激が加わり，それが刺激になって異常な細胞が生じ瘢痕癌の発生母体になったと考えられている。つまり，熱傷瘢痕癌は熱傷瘢痕だから発生したのではなく，傷つきやすく治りにくい瘢

痕で治癒させるしか治療方法がなかった従来の熱傷治療そのものに原因があったことになる。

　一方，湿潤治療で上皮化させたⅢ度熱傷では上皮化した部分が脆弱で傷つきやすいということはなく，また，傷ができたとしても治癒が遅れることもない。このため，湿潤治療で形成される瘢痕が熱傷瘢痕癌の発生母地になる確率は従来の治療とは比較にならないほど小さいと考えられる。

7　疼痛対策

■─ 疼痛のない熱傷治療 vs 鎮痛方法のない熱傷治療

　湿潤治療の最大の特徴は痛みがほとんどないことであり，熱傷もその例外ではなく，強い痛みを訴える患者は少なく，鎮痛剤は通常不要である。ラップやプラスモイスト®で覆っただけで，直後から痛みが著明に和らぐからだ。湿潤治療では患者が痛みを訴えるのはむしろ異常事態といえる。

　一方，従来の熱傷治療では「熱傷（の疼痛）は人類最大のストレス」と称されるほど激烈な疼痛がつきものであり，成書には「創が閉鎖するまで疼痛が持続するのが特徴」，「NSAIDsは効果がない」などの絶望的な言葉が並んでいる[1]。さらに，日本熱傷学会の『熱傷治療ガイドライン（2009）』には「疼痛対策，疼痛の治療」の項目そのものがなく，熱傷学会は熱傷の疼痛に対しては最初から匙を投げている形である。

　つまり，疼痛に関して湿潤治療と従来の熱傷治療では正反対の現象が起きている。その理由は，熱傷創の疼痛の発生には従

来知られていなかった皮膚の機能が関与しているからである。湿潤治療はその皮膚の機能をうまく利用しているため痛みがなく，従来の治療ではこれをまったく無視して治療していたため激痛が避けられなかったのだ。

■ 表皮細胞は単独で痛みを感じる

なぜ，湿潤治療で熱傷の激痛がないのか。理由は，表皮細胞は知覚神経の関与なしに単独で疼痛刺激を感じる臓器だからである。このことは，末梢神経に存在する疼痛刺激を感じるTRPV1というタンパク質が表皮細胞から発見され[2]，しかもそれが疼痛センサーとして機能していたことから明らかにされた。

疼痛刺激は知覚神経で電気信号に変換されて中枢に伝えられることで「痛み」として認識されるが，この電気信号への変換をしているのが神経細胞の細胞膜タンパク質のTRPV1である。TRPV1に刺激が加わると細胞膜のイオンチャンネルが開いて細胞内にカルシウムイオンなどの流入が起こり，それが電気信号となるのだ。要するに，痛覚刺激に最初に反応するのがTRPV1である。

実は，このタンパク質が皮膚表皮細胞の細胞膜からも発見されたが，その後，培養表皮細胞に発痛物質のカプサイシンを加えると細胞内へのカルシウムイオン流入が起こることが確認されたのだ[3]。ここで重要なのは，この反応が培養細胞で起きているという点である。つまり，表皮細胞のTRPV1は痛みセンサーとして機能していて，しかも表皮細胞単独で疼痛刺激に反応し，この反応に知覚神経は関与していないのだ。

この「表皮細胞単独で感知する痛み」は末梢神経に疼痛刺激が伝わる前段階で知覚される「痛み」である。おそらくこれが，熱傷疼痛にNSAIDsが無効である理由であろう。

　なぜ表皮細胞自体が独自の知覚をもっているかであるが，地球上での多細胞生物の進化の帰結であると筆者は考えている。「無胚葉動物（外胚葉動物）⇒2胚葉動物⇒3胚葉動物」という進化の歴史の中で，外胚葉自身が刺激センサーになるしかなかったからである。そしてこれこそが，中枢神経が外胚葉由来である理由であろう[4]。

湿潤治療で疼痛がない理由

　では，熱傷創の表皮細胞を襲う疼痛刺激とは何だろうか。それは「空気（＝乾燥）」である。健常な皮膚では表皮細胞は角質に守られているが，角質が物理的に破壊されると表皮層は常に空気に晒されるからだ。

　熱傷創の鎮痛はラップでもハイドロコロイド被覆材でもプラスモイスト®でも一様に得られるが，この3種類の治療材料は表面性状も材質も異なっているため，鎮痛効果はそれぞれの表面性状や材質によるものでないことは明らかだ。3者に共通しているのは「創面を乾燥させない」というただ一点である。

　さらに，ラップやプラスモイスト®にワセリンを塗布すると鎮痛効果はさらに高まるが，これはワセリンの薬理効果によるものではない。ワセリンは炭素数16以上の鎖状飽和炭化水素であって，極めて安定した物質であり，生体とは反応しないからだ。したがって，ワセリンを併用したことによる鎮痛は，ワセリンという物質の化学的作用でなく，「ラップやプラスモイスト®

と創面の密着度を高める」という物理的作用によるものと説明するしかないのだ。

したがって，熱傷創の疼痛の治療ターゲットは神経末端ではなく表皮細胞そのものでなければいけないし，鎮痛の手段は表皮細胞と空気の接触を断つこと以外にはありえないのだ。

冷却による鎮痛

従来は，熱傷の除痛には長時間の冷却が勧められていた。実際，水で冷やしていると痛みは治まり，これは冷却により疼痛神経終末端への熱刺激がなくなるためと説明されていた。

しかし，これで説明できない現象が臨床現場で日常的に起きている。熱傷創を水中に入れている間は痛みが薄らぐが，水から引き上げると痛みが再発するという現象だ。疼痛が再発した創面は十分に冷却されていて，熱刺激は存在しないのに痛いのだ。これを説明するためには，この疼痛は熱以外の原因によるものと考えるしかない。

これも，水から引き上げた直後から創面の乾燥が始まり，それが疼痛刺激の原因だったとすると説明がつく。

もちろん，熱傷部位の冷却は鎮痛に効果的だが，患部の冷却をいつまでも続けることは不可能であり，広範囲熱傷の冷却には低体温症の危険もある。その意味で，冷却は受傷直後には有効だが，持続的鎮痛法とはなり得ないのである。

医原性・治療性疼痛

熱傷疼痛は，最初期は熱源の末梢神経への直接作用，その後

は表皮の乾燥によるものだが,もう1つ重要なのは,治療薬（軟膏）による医原性・治療性疼痛である。第2章5で述べたように,ゲーベン®クリームやアクトシン®軟膏のように患部に激痛をもたらす軟膏が治療に使われているからだ。

　これらの軟膏の使用を止めることも,熱傷創の鎮痛に有効である。

　さらに,ガーゼ,トレックス®ガーゼ,ソフラチュール®ガーゼのような創面を乾燥させて固着する材料の使用も厳に慎むべきである。これらの「固着」が創処置の際の激痛の原因となるからだ。

8 SIRSと湿潤療法

　前項では湿潤治療の鎮痛効果について述べたが，これはそれだけにとどまらず，熱傷治療全体を大きく変えていく可能性があると考えている。完全な鎮痛が得られるとSIRS（Systemic Inflammatory Response Syndrome）の発生をある程度抑えられるかもしれないからだ。

　従来の熱傷治療では，特に広範囲熱傷ではさまざまな全身の合併症を併発し，その本態はSIRS，すなわち高サイトカイン血症であると説明されている。熱傷によって引き起こされた全身性のサイトカイン過剰により心機能障害，呼吸機能障害（ARDS），腎障害などが発症する。だが一方で，湿潤治療ではかなり広範な熱傷でもこれらの全身性の合併症があまり起きていないのも臨床的事実である。筆者は，両者の違いは「疼痛刺激による高サイトカイン血症状態の有無」という観点から説明できるのではないかと考えている。

　SIRSとは各種の侵襲により炎症細胞などが刺激を受けて炎症性サイトカインを産生し，それが血行性に全身をめぐること

で全身性の炎症反応が生じている状態である。従来の熱傷の病態理論では，熱傷受傷早期は組織損傷による炎症性サイトカインによるSIRSが，後期（感染期）には敗血症が引き起こすSIRSが起こり，これがさまざまな臓器不全を起こすと説明してきたが，筆者はこの「早期のSIRS」を疼痛刺激という面から見直すことができるのではないかと考えている。

　全身性合併症を伴う広範囲熱傷では，受傷後にインターロイキンのIL-6，腫瘍壊死因子のTNFαが増加することが確かめられている。一方，疼痛関連サイトカイン，すなわち痛覚過敏を起こすサイトカインとして現在までにIL-1, IL-6, IL-8, TNFαが確認されているが，これらはすべて皮膚の表皮細胞から産生されている。さらに痛覚過敏を起こす物質であるプロスタグランジンE2も表皮細胞が産生するメディエーターである。すなわち，痛覚過敏を起こすケミカル・メディエーターのほとんどが表皮細胞から産生されているのである。

　一方，熱傷疼痛の本態は受傷部位の皮膚（表皮）の乾燥であり，この痛みは表皮単独で感じている痛みであって乾燥を防ぐこと以外に治療法がないことは既に説明した通りである。従来の熱傷治療では創面の乾燥を防ぐどころか，積極的に創面を乾燥させる治療が行われてきた。この治療のため，乾燥に晒された表皮は持続的に疼痛関連サイトカインを分泌し続けていると考えられる。これが全身性の高サイトカイン血症の原因だったのではないだろうか。そして，疼痛関連サイトカインにより過敏になった痛覚神経は痛みを増幅して受け取り，中枢に過剰な信号を送り，その結果としてストレス性ホルモンの分泌が過剰となり，さらなる全身性の反応を引き起こしたと考えられる。また，受傷範囲が広いほど高サイトカイン血症になっているこ

とも報告されているが，これも，面積が広いほどより多数の表皮細胞が疼痛関連サイトカインを分泌したからと考えることができる。

　一方，湿潤治療では痛みはほとんどないか，あっても軽度である。もちろんこれは，「表皮細胞単独で感じる痛み」を直接治療しているからであり，その結果として表皮細胞は疼痛関連サイトカインを産生しなくなり，少なくとも「受傷直後のSIRS」は発生しなくなる。

　もちろん，熱傷の全身性合併症の病態に関与するサイトカインは疼痛関連サイトカインだけではなく，他のサイトカインも関与しているが，少なくとも疼痛関連サイトカインの産生を抑制できることは，広範囲熱傷患者の全身管理のうえで大きな意味をもつと思われる。

9　補液は必要か

　日本熱傷学会の『熱傷診療ガイドライン（2009年）』では成人の15％以上の熱傷と小児の10％以上の熱傷では初期補液を推奨している。

　一方，湿潤治療で熱傷治療を行っている施設では，15％程度の熱傷では点滴は行っていない。痛みがないため患者は自由に飲食でき，補液以外の手段で水分補給ができるからだ。実際，補液しないために脱水になる熱傷患者もいない。

　従来の熱傷治療では補液が必要な理由として次のようなものが挙げられている。

①受傷部位の血管透過性亢進のため血漿成分の漏出があり循環血漿量が減少する

②広範囲熱傷では全身の血管透過性の亢進が生じ，サードスペースへの体液変動が起こって循環血漿量が減少する

③熱傷侵襲による消化器症状（ストレス性潰瘍である急性胃粘膜病変，麻痺性イレウスなど）が起こるため，経口摂取を抑制したほうがよい

第6章 従来の熱傷治療の問題点

　まず①であるが，これは熱傷創部からの浸出液漏出である。従来の治療ではこの浸出液漏出に対して有効な手段がないため，失われた分を補液する必要があった。しかし，湿潤治療を行っていると，Ⅱ度熱傷の創面で水疱膜を除去してラップやプラスモイスト®で被覆しておくと，1日か2日で滲出液の量は著明に減少する。さらにⅢ度熱傷の場合も浸出液が多いのは壊死組織が創面を覆っている期間だけであり，壊死組織が融解すると浸出液は減少する。筆者は両側下肢10％のⅢ度熱傷の症例で浸出液の量を経時的に測定したが，創面を壊死組織が覆っている間は600〜700㎖/dayの浸出液があったが，壊死組織が融解してからは300〜400㎖/dayに低下することを確認している。いずれにしても経口摂取で十分に補える量である。

　次に②であるが，湿潤治療ではサードスペースへの体液貯留の所見はみられず，また，体液変動による循環血漿量の減少を示す検査データも観察されない。湿潤治療では疼痛をほぼ完璧にコントロールできることを説明したが，その結果として炎症性サイトカインの産生が抑制され，それによって引き起こされるはずの血管透過性の亢進も起こらないためであろう。

　さらに③であるが，「侵襲による消化器症状」についても疼痛が抑えられればその刺激で産生・分泌されるサイトカインやホルモンは産生・分泌されず，それらが起こす消化器症状も発生しないことになり，従来の熱傷治療で起きていた消化器症状は減少すると考えられる。そして実際，湿潤治療をしている熱傷患者で消化器症状はほとんど見られない。

　以上から，正しく湿潤治療をしていれば，よほどの広範囲熱傷でなければ補液は必要ないということになる。

10 便汚染で創感染は起こるのか

 日本熱傷学会の『熱傷診療ガイドライン（2009）』では「感染対策」の項目で「肛門周囲に熱傷創がある広範囲熱傷患者では，肛門内留置型排便管理チューブを用いると，肛門周囲を感染から保護することが期待できるので，使用を考慮してよい」と書かれている。同様に，『熱傷治療ガイド2007』[5]では「会陰部熱傷の創管理として，抗生物質含有軟膏やゲーベン®クリームなどの塗布による保存的治療を行う」と説明している。この2つの文章は別々のことを述べているようだが，「糞便汚染により創感染が起こる」と想定している点で共通している。要するに，糞便により創感染が起こるから，糞便汚染を防がなければいけないし，感染対策を強力に行わなければいけない，という論理である。

 「糞便には大量の細菌が含まれている⇒創が糞便で汚染されると創感染が起こる」というのは一見もっともに思えるが，実はここに論理の飛躍がある。臨床医は「便汚染で創感染が起こらない」ことを日常的に経験しているからだ。例えば，潰瘍性

第6章 従来の熱傷治療の問題点

　大腸炎患者や裂肛患者で創感染が起こることはほとんどなく，また，仙骨が露出して便汚染のある仙骨部褥瘡でも骨炎も骨髄炎も起きていない。もしも本当に便汚染で創感染が起こるのだとすると，潰瘍性大腸炎でも仙骨部褥瘡でも常に細菌感染が起こるはずだ。これらの創面は常に糞便で汚染され，大量の細菌が創面に付着しているからだ。それなのに，このような患者で創感染は起きていないのである。

　すなわち，便汚染で感染が起こるはずという「常識」と，便汚染では創感染は起きていないという「現実」が乖離していることになる。もしも現実に起きていることを事実とするなら，「糞便汚染では創感染は起こらない」ことを認めるしかない。

　実は，大量の細菌がいるから感染するわけでもなく，すべての細菌が感染を起こすわけでもなく，糞便中の細菌で創感染を起こすものは多くないのである。したがって，熱傷創の便汚染を恐れる必要はなく，便汚染を避けるための工夫も必要ないことになる。

　このことは細菌学でも証明できる。まず基本的に腸内細菌は嫌気性菌であって酸素に触れると分裂が停止するが，熱傷創面は好気性環境であり，腸内細菌の増殖に適した状態ではない。また，腸内細菌の本来の生息環境は大腸粘膜表面であり，創面の物理的・化学的環境はそれと異なっていて腸内細菌の生存に適したものではない。さらに，培地で培養できる細菌は自然界の細菌のごく一部にすぎないことは細菌学の常識[6]であり，創面から検出されたからその細菌が感染起炎菌だとはいえないのである。

　そして何より，「創面から細菌が検出されること」は創感染の診断の必要条件ではあるが十分条件ではない。感染症状（疼痛，

発赤，発熱など）がなければ創感染は起きておらず，それは単なる細菌の定着（colonization）に過ぎないのである。従来は，細菌感染と細菌定着を区別せずに混同していたが，このことこそ問題にすべきなのだ。

　以上から，熱傷創面から腸内細菌が検出されたからといって，その細菌で創感染が起きているわけでないということは明らかである。

第6章　従来の熱傷治療の問題点

11　シンプルな熱傷治療は歴史の必然である

　現時点の標準的熱傷治療はいわば，古い病院に新しい病棟や施設の建て増しを繰り返すことで巨大化した病院のようなものである。古い建物と最新の建物が混在しているため，内部は迷路のような廊下でつながっていて迷いやすいし，動線も悪く患者も職員も無駄な動きを強いられている。そんな病院と同じだ。

　おまけに，従来の熱傷治療体系は組織障害性の強い伝承的治療薬（例：消毒薬，ゲーベン®クリーム）や間違った治療法（例：創面は乾燥させて治す）をベースにしているため，「治療による合併症を治す治療」が屋上屋を架すように積み重ねられている。このため，何かトラブルが起きても原因を特定しにくく，的確な対策も取れないことになる。

　これはコンピュータにたとえると，MS-DOS，Windows3.1，Windows 95，Windows 7 が一緒くたにインストールされたコンピュータのようなものだ。しかもそのコンピュータには，音響カプラも RS-232C アナログモデムも無線LANも，カセットテープ読み取り装置も5インチフロッピー用ディスクドライブ

もSCSI端子も備えられている。コマンド打ち込みで立ち上げるソフトもタッチパネル対応のソフトもインストールされている。そして，致命的バグがある古いソフトや，互いに相性の悪いハードやソフトがあるため，使うたびにハングアップばかりしている。しかし，古いソフトや機器を捨てられないから，それがハングアップの原因だという発想も浮かばない。それどころか，コンピュータとは毎日ハングアップするものだと考え，それを異常とも思っていない。残念ながら，これが大学病院形成外科や熱傷センターの日常的治療風景である。

このような治療体系に未来につながるような発展は望めるのだろうか。筆者は望めないと考える。ここ十数年間，熱傷治療の新薬が開発されていないことがその証拠だ。ベースとなっている治療体系が非論理的なため治療学そのものが袋小路に入り込んでしまい，新しい薬を生み出せなくなったのだ。

こういう場合は，古い建物，古いシステムへの固執を捨て，すべてを壊してまっさらな更地にし，そこにゼロから設計した新治療体系を作るしかない。熱傷治療では湿潤治療がその新治療体系なのである。治療の基本は「創面の乾燥を防ぐ。組織障害性のある薬剤を使わない。感染対策は細菌除去でなく感染源の除去」と極めてシンプルであり，必要な治療材料は数種類のみで治療薬は不要だ。だから，治療経過中にトラブルが起きても原因を特定しやすく対策も立てやすい。これが，従来の熱傷治療に対する最大のアドバンテージである。

医学とは，古い治療法が新しい治療法に置き換えられ，新治療法とされたものがまったく新しい発想の治療に否定された歴史の連続であり，これまでにさまざまな治療法の興亡があった。その変化の歴史を俯瞰して言えることは，複雑な治療法から単

第6章 従来の熱傷治療の問題点

純な治療法へ，専門家にしかできない治療から誰にでもできる治療へという変化が普遍的であり，その逆の流れはなかったということだ．治療技術，治療機器の進歩とは，それまで長期間の修練を積んだ医者にしかできなかった診断や治療を，研修医でもできるようにするものなのだ．逆に言えば，医療において専門医が存在するということはまだ改良の余地があることを意味するのである．その意味で，熱傷専門医を必要とする従来の熱傷治療からシンプルで素人でもできる湿潤治療への変化は，歴史の必然なのではないだろうか．

●参考文献
1）救急医学「熱傷治療マニュアル」2003年1月号，へるす出版
2）皮膚は考える．傳田光洋，岩波科学ライブラリー112．
3）賢い皮膚．傳田光洋，ちくま新書
4）傷はぜったい消毒するな．夏井睦，光文社新書
5）救急医学　2007年7月号　へるす出版
6）培養できない微生物たち－自然環境での微生物の姿－．Rita R. Colwell，学会出版センター

著者略歴

夏井　睦（なつい　まこと）

1957年	秋田県生まれ
1984年	東北大学医学部卒業
1986年	東北大学医学部附属病院形成外科入局
1992年	日本形成外科学会認定医取得
2001年	インターネットサイト『新しい創傷治療』を開設 http://www.wound-treatment.jp
2003年	特定医療法人慈泉会　相澤病院 傷の治療センター長として赴任
2007年	社団法人地域医療振興協会　石岡第一病院 傷の治療センター長として赴任
2012年	社団法人地域医療振興協会　練馬光が丘病院 傷の治療センター長として赴任
著　書	これからの創傷治療（医学書院, 2003） 創傷治療の常識非常識（三輪書店, 2004） さらば消毒とガーゼ（春秋社, 2005） 創傷治療の常識非常識2（三輪書店, 2006） ドクター夏井の外傷治療「裏」マニュアル（三輪書店, 2007） 傷はぜったい消毒するな（光文社, 2009） 医療の巨大転換を加速する（東洋経済新報社, 2013） 炭水化物が人類を滅ぼす（光文社, 2013）　その他多数

ドクター夏井の熱傷治療 裏 マニュアル
~すぐに役立つHints&Tips~

発　行	2011年3月15日　第1版第1刷 2013年11月20日　第1版第2刷Ⓒ
著　者	夏井　睦
発行者	青山　智
発行所	株式会社　三輪書店 〒113-0033　東京都文京区本郷6-17-9　本郷綱ビル TEL 03-3816-7796　FAX 03-3816-7756 http://www.miwapubl.com/
制　作	株式会社メディカル・リーフ
印刷所	三報社印刷株式会社

本書の内容の無断複写・複製・転載は、著作権・出版権の侵害となることがありますのでご注意ください．

ISBN 978-4-89590-378-3

JCOPY 〈（社）出版者著作権管理機構　委託出版物〉
本書の無断複写は著作権法上での例外を除き禁じられています．
複写される場合は，そのつど事前に，（社）出版者著作権管理機構
（電話 03-3513-6969, FAX 03-3513-6979, e-mail：info@jcopy.
or.jp）の許諾を得てください．

■ たった2週間で8割マスター、これで外傷治療も怖くない！

ドクター夏井の外傷治療「裏」マニュアル
～すぐに役立つHints & Tips～

著：夏井 睦（石岡第一病院 傷の治療センター）

　「消毒しない、乾かさない」という革命的な傷の治療法を生み出した夏井 睦は、初期研修医の教育においても世界に類例のない方針をとっている。それは、顔面と手の外傷を中心とした治療だけをきっちりと研修医に教え込むというものである。

　外傷患者の受傷部位の大半は顔面や手などの露出部が占め、外傷の種類は擦過創、裂創、熱傷がほとんどである。つまり、顔面裂創や擦過創、手指の裂創の治療ができれば、救急外傷患者の8割方が治療できることになるのである。この教育方針の結果、著者の教育を受けた研修医はたった2週間の研修でほとんどの外傷を治療できるようになり、大半の患者さんも治療に満足して帰っていく。

　本書では顔面の縫合、手の外傷、熱傷、感染創の治療を中心に、すぐに役立つコツと技術を紹介する。従来の教科書のなかでは触れられていない項目や、異なる治療法で書かれているものも多いが、これらはドクター夏井が日々、現場で患者と向き合いながら改良を加えて作り上げた最新のテクニックである。

　この一冊で、君も現場の即戦力！

■ 目次 ■

第1章 外傷治療の基本を学ぼう
- 救急医だからこそ顔と手を学ぼう
- 顔面裂創は怖くない
- 手・手指裂創も怖くない
- 止血法
- 局所麻酔
- 縫合の練習
- 素早く縫合すべき理由
- 縫合糸の選択
- 縫合の手袋は未滅菌でよい
- 筋膜は縫合するが筋肉と脂肪は縫合しない
- マットレス縫合
- スキンステープラーの問題点
- 縫合後のドレッシング・テーピング
- 創傷被覆材
- 擦過創・挫創の治療
- 熱傷治療
- 日焼けの治療
- 表皮剥離
- 上皮化終了後は紫外線に注意
- 動物咬傷の治療
- 粉瘤の治療
- 皮膚は洗うが創面は洗わない
- 絆創膏かぶれの予防に湿布薬
- ガーゼドレナージはドレナージではない
- ナイロン糸でドレナージ
- 軟膏とクリーム

第2章 部位別治療のコツ

■ 頭部
- 頭皮裂創の治療
- 小児の頭皮裂創
- 小児の頭皮裂創で一工夫
- 頭皮擦過創の治療
- 頭髪が創に入ると感染するのか
- 頭部熱傷

■ 顔面
- 顔面裂創縫合のコツ
- 歯牙による口唇貫通創
- 歯牙による刺創・裂創
- 口唇の擦過創、挫創
- 口腔内裂創
- 顔面骨骨折に緊急性なし
- 顔面骨骨折の診断のコツ
- 鼻骨骨折の診断
- 鼻骨骨折の麻酔
- 顔面熱傷

■ 手指、趾
- 指（趾）の麻酔
- 神経は動脈を守っている
- 手袋でターニケット
- 心臓に近いところを縛らない
- 指節骨骨折とX線写真
- 指開放骨折の優先順位
- 手掌・手背の縫合
- 切断指・指尖部損傷の治療方針
- 切断指の処置
- 爪下血腫
- 爪甲断裂
- 指爪側の爪が露出したら
- 手背の歯牙による裂創
- 指外傷の緊急性
- 手荒れ、主婦手湿疹の治療と予防
- 手・指熱傷

■ 体幹
- 肛門部、会陰部潰瘍
- 術後縫合創離開

■ 下腿
- 「弁慶の泣き所」はトラブルが多い
- 陥入爪の処置
- 糖尿病性潰瘍・壊疽

● 定価（本体2,600円+税）　A5変型　頁140　2007年
ISBN 978-4-89590-276-2

お求めの三輪書店の出版物が小売書店にない場合は、その書店にご注文ください。お急ぎの場合は直接小社に。

〒113-0033
東京都文京区本郷6-17-9 本郷綱ビル

三輪書店

編集 03-3816-7796　FAX 03-3816-7756
販売 03-6801-8357　FAX 03-6801-8352
ホームページ：http://www.miwapubl.com

■「創傷治療Part2」、今度は熱傷だ！ 感染創だ！

創傷治療の常識非常識2
熱傷と創感染

夏井 睦 石岡第一病院傷の治療センター

　ご好評いただいている『創傷治療の常識非常識』続編、ついに刊行！
　本書では、前回取り上げられなかった熱傷の局所治療についてまとめられている。ここに提示された方法で、救急外来を受診する熱傷患者の多くは問題なく治療できるはずである。
　もう一つのテーマである創感染は、発症メカニズムに対する推論と、それに基づく治療原理の提案である。これは現在主流であるSSI（手術部位感染）対策へ疑問を投げかけるものであり、同時に、細菌学的な見地から創感染を見直す作業でもある。なぜ術後の離開創からは黄色ブドウ球菌が検出されるのか、なぜ厳密な無菌操作をしているのに褥瘡からMRSAが検出されるのか、MRSAが検出された創の治療としてバンコマイシンを投与するとカンジダが検出されるのはなぜか、本書を読めばそれらが一元的に説明できるようになる。
　本書を貫いている主張は、EBMがすべて、エビデンス（＝過去の論文）あらざれば医学にあらず、といった「エビデンス万能」の風潮に対する疑問である。本書はエビデンスのないさまざまな仮説を提案する。そして、仮説の提案なしには新しい医学は決して生まれないのである。

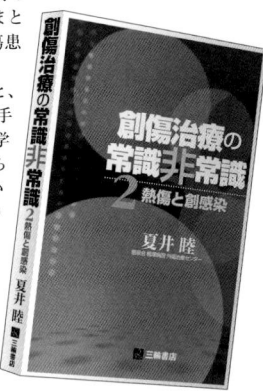

●定価（本体2,800円＋税） A5変型 頁145 2006年　ISBN978-4-89590-241-0

■主な内容

第1章 エビデンスはどこにある？
地動説とEBM／RCTはレベルの低い証明法である／数学はすべての科学に君臨する／医学の問題を物理で解く／針小棒大化ツール／性善説なのか性悪説なのか／データは一人歩きする／診断名という名の迷宮／それならどうするか／エビデンスは過去にあり／人跡未踏の地に地図はない／CDCが変わったから…／エビデンスは青い鳥か／科学を目指して

第2章 熱傷治療の常識非常識
1　熱傷治療の常識非常識
2　小児熱傷での問題点
3　Ⅱ度熱傷はなぜⅢ度熱傷に移行するのか

第3章 熱傷治療の症例14

第4章 創感染の常識非常識
1　はじめに
2　術後縦隔炎から考える
3　術後創感染の原因
4　さまざまな術後創感染について
5　MRSA感染について
6　術野の消毒は必要なのか
7　感染の場
8　皮膚常在菌について

好評既刊

■「傷を消毒して、ガーゼを当てる」それは、反医療行為です!!
創傷治療の常識非常識 [消毒とガーゼ]撲滅宣言

夏井 睦 石岡第一病院傷の治療センター
●定価（本体2,800円＋税） A5変型 頁160 2004年　ISBN978-4-89590-202-1

お求めの三輪書店の出版物が小売書店にない場合は、その書店にご注文ください。お急ぎの場合は直接小社に。

〒113-0033
東京都文京区本郷6-17-9 本郷綱ビル

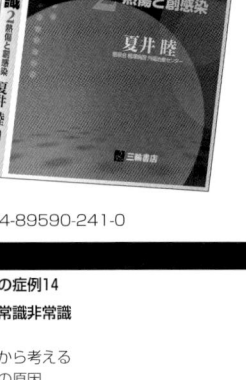

三輪書店

編集 03-3816-7796　FAX 03-3816-7756
販売 03-6801-8357　FAX 03-6801-8352
ホームページ：http://www.miwapubl.com

■ これぞ聖路加流診断トレーニング！

最速！聖路加診断術

編著　岡田 定（聖路加国際病院血液内科部長）
著　　津川 友介・水野 篤・森 信好・山口 典宏
　　　（聖路加国際病院内科チーフレジデント）

聖路加診断術とは…？

聖路加国際病院の内科は救急外来からの入院が多く、ゆっくり時間をかけて診ることはできません。短時間の間に、いかに適切な診断を行うかが勝負になります。そこでまずチーフレジデントが患者の年齢、性別、病歴、身体所見から、「最も考えられる疾患は何か？」「見逃している重大な疾患はないか？」と、より可能性が高い疾患、緊急性のある疾患を推論します。そして検査を経るごとに診断推論を繰り返し、最終診断に至ります。論理的な診断アプローチによって、無駄な検査を減らし、時間も短縮できるのです。

診断（推論）力は、臨床医にとって必須の能力です。診断力を高めるには、理論だけをいくら学んでもダメ、一定以上の臨床経験が不可欠です。逆に経験が十分でも、常に考える力を養っていないと、診断力は身につきません。

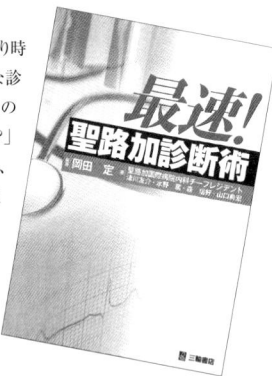

本書は旬のチーフレジデントたちが、日々の臨床現場で経験した症例を持ち寄ってできました。限られた情報・時間の中でどのような思考回路を経て診断にたどり着いたのか。最終診断に至るまでいろいろ推論して楽しみながら、診断力を高めてください。

■ 主な内容 ■

1. 青あざがひどい
2. 熱があって動くと息が切れる
3. 左足がむくんで痛いんです
4. 吐き気が止まらない
5. 肝臓が悪い
6. 腕が動かしづらい
7. 熱と咳がつらいです
8. 首が痛い
9. 意識がありません！
10. おしっこがよく出る
11. 熱が出て、息苦しい
12. 痛くて夜も眠れない
13. ウトウトしていて起きてこないんです
14. 体ににきびができた
15. 熱があって腰が痛い
16. 眼が赤い、関節が痛い
17. 風邪をひいた
18. おしりから赤い血が出た
19. 熱があって切れする
20. 足がしびれる
21. 微熱と咳がよくならないんです
22. 足がむくむんです
23. 腰が痛い
24. 熱が出て眼が充血した
25. 顔色が…
26. 関節が痛い
27. 熱が続いてしんどい
28. 手足が動かない
29. 息苦しくて、ぼーっとします
30. 関節が痛くて歩けない
31. 脂汗が出ます
32. フラフラするんです
33. 熱があってわき腹が痛い
34. お腹がはる
35. 腰が痛い
36. 首の後ろが痛くて、いてもたってもいられない
37. 足がぶるぶるする
38. 歯を治療した後、腰が痛くて歩けない
39. ずっと熱がある
40. 眼が赤くて、のどが痛い

● 定価（本体 3,200円＋税）A5　頁250　2009年　ISBN 978-4-89590-347-9

お求めの三輪書店の出版物が小売書店にない場合は、その書店にご注文ください。お急ぎの場合は直接小社へ。

〒113-0033
東京都文京区本郷6-17-9 本郷綱ビル

三輪書店

編集 ☎03-3816-7796　FAX 03-3816-7756
販売 ☎03-6801-8357　FAX 03-6801-8352
ホームページ：http://www.miwapubl.com